孩子都爱看的健康常识

孙 伟◎编

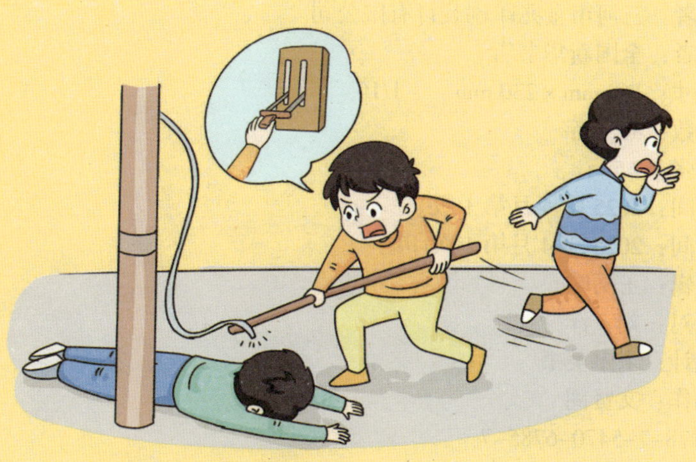

万卷出版有限责任公司
VOLUMES PUBLISHING COMPANY

图书在版编目（CIP）数据

孩子都爱看的健康常识 / 孙伟编. -- 沈阳 ： 万卷出版有限责任公司，2025. 4. -- ISBN 978-7-5470-6785-7

Ⅰ. R161-49

中国国家版本馆CIP数据核字第2025TX7221号

出版发行：万卷出版有限责任公司
（地址：沈阳市和平区十一纬路 29 号　邮编：110003）
印 刷 者：三河市金兆印刷装订有限公司
经 销 者：全国新华书店
幅面尺寸：160 mm × 230 mm　1/16
字　　数：80 千字
印　　张：7.5
出版时间：2025 年 4 月第 1 版
印刷时间：2025 年 4 月第 1 次印刷
责任编辑：王雨晴
责任校对：刘　洋
封面设计：末末美书
排版制作：文贤阁
ISBN 978-7-5470-6785-7
定　　价：49.80 元
联系电话：024-23284090
传　　真：024-23284448

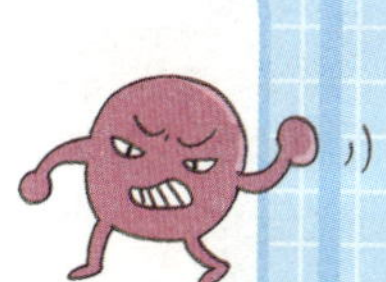

目录

CONTENTS

第一章　初识人体的奥秘

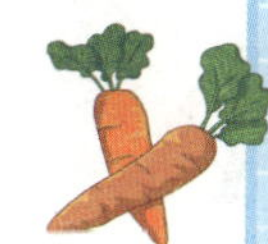

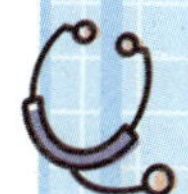

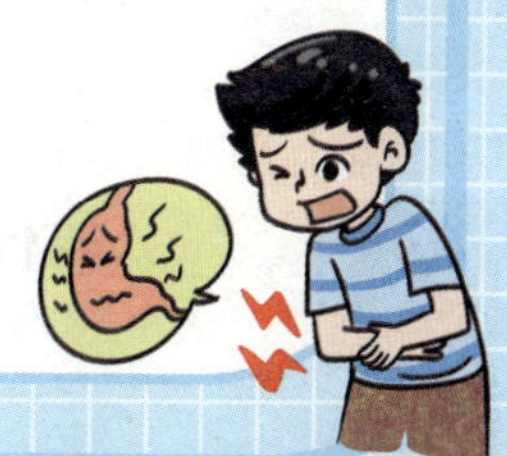

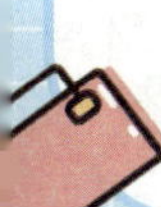

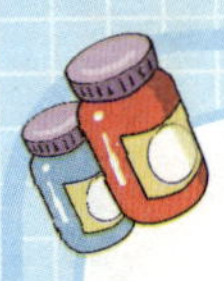
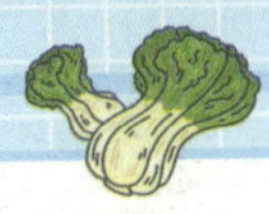

第二章 吃对喝好才健康

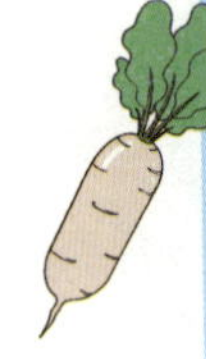

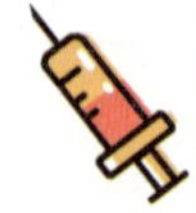
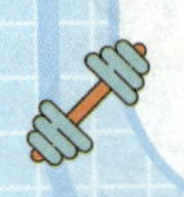

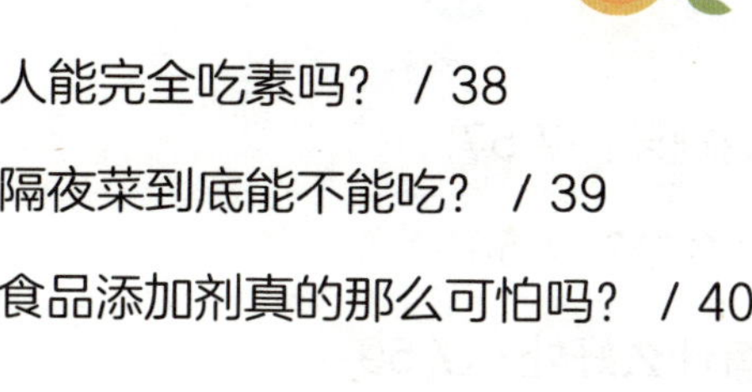
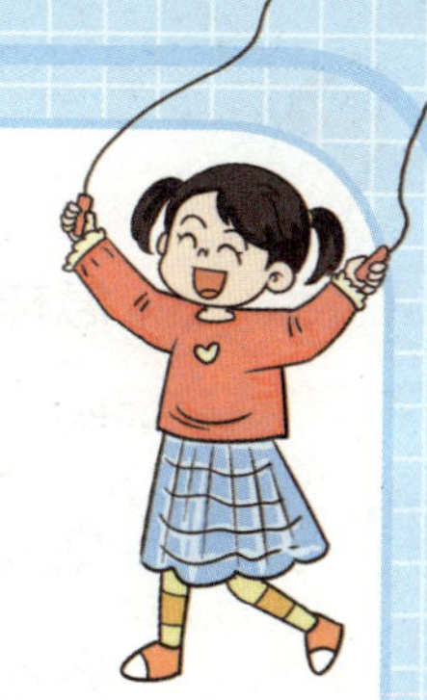

第三章　坚持运动身体好

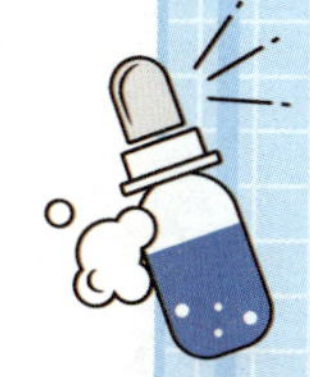

第四章　健康习惯要保持

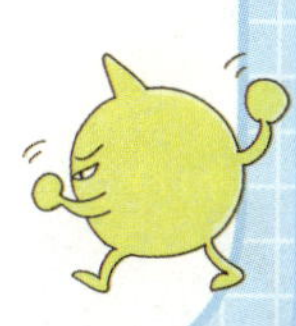
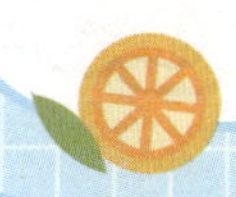

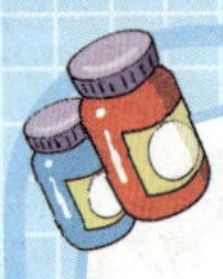
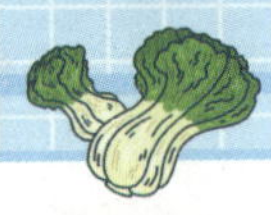

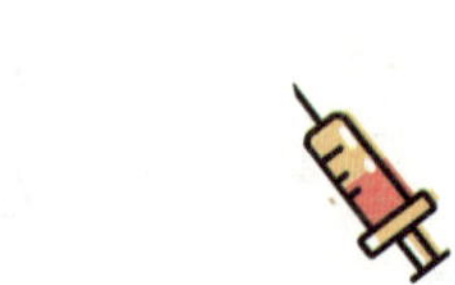

第五章　有病不能乱投医

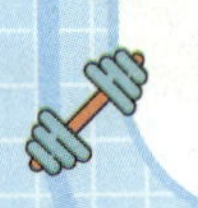

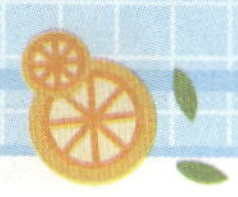
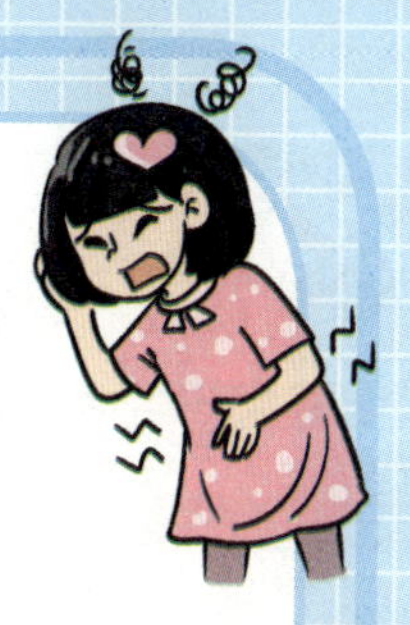
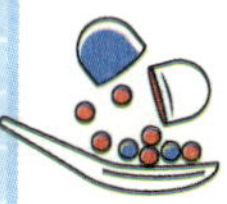

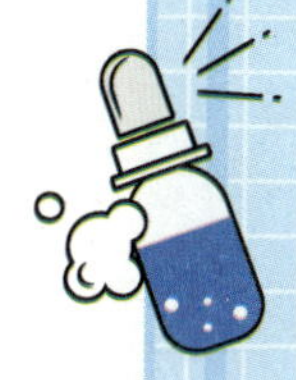
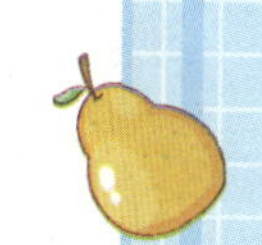
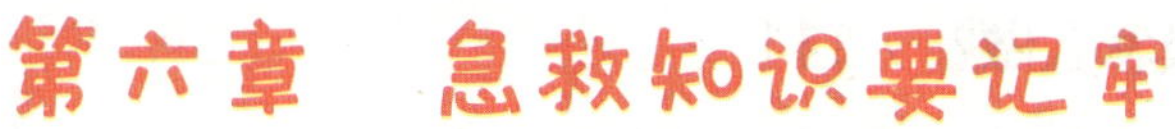
第六章 急救知识要记牢

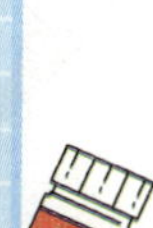
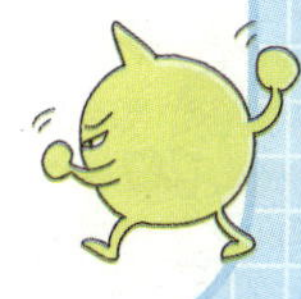

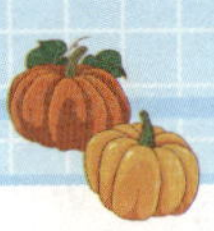
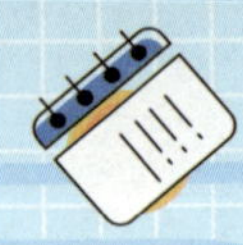
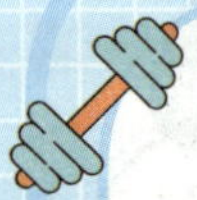

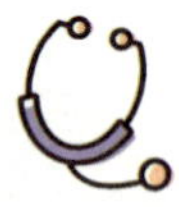
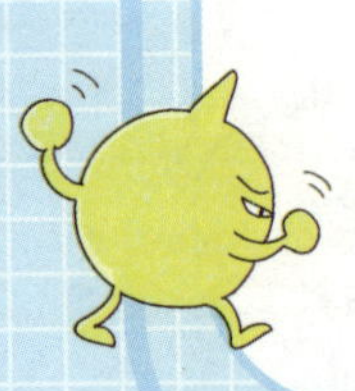

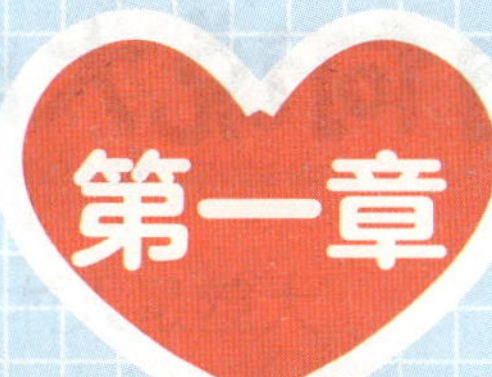

第一章

初识人体的奥秘

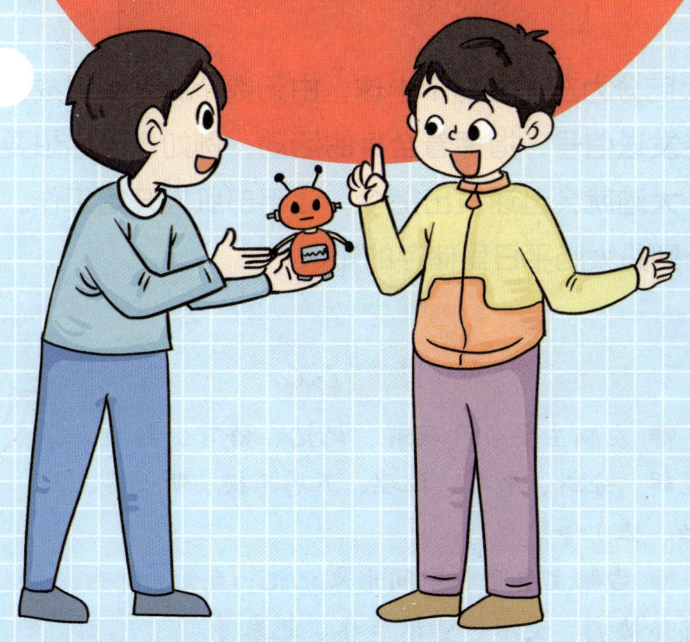

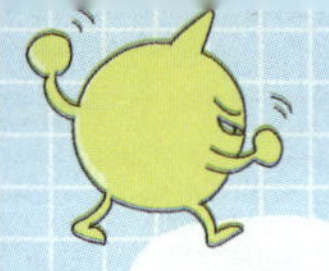

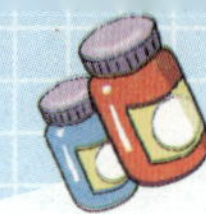

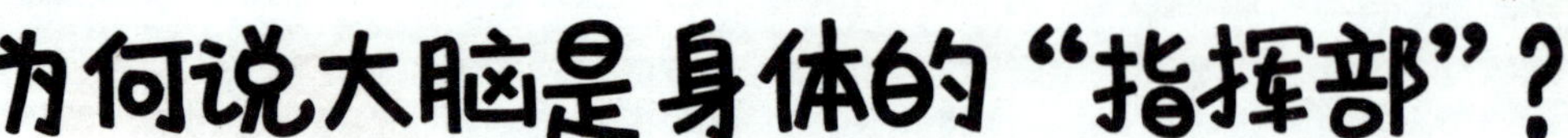

为何说大脑是身体的“指挥部”？

大脑是人体神经系统的最高指挥中心，我们的感知、运动、语言、情感等高级的神经活动，都归大脑指挥。说大脑是身体的“指挥部”，可谓名副其实。

坏了，多多的“指挥部”又停摆了！
呼叫“指挥部”，呼叫“指挥部”！

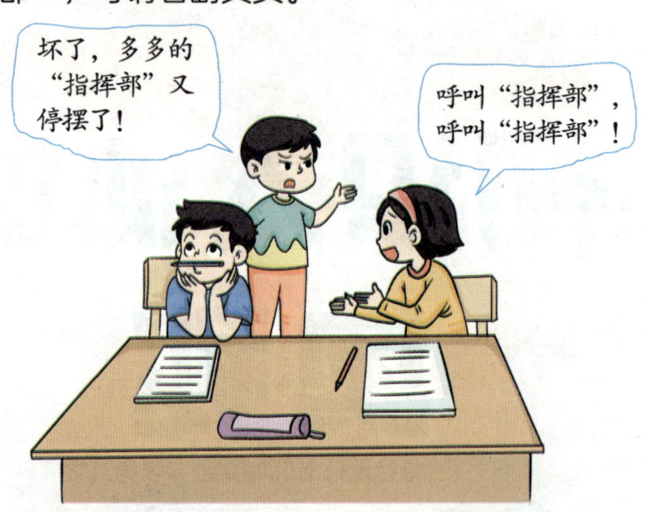

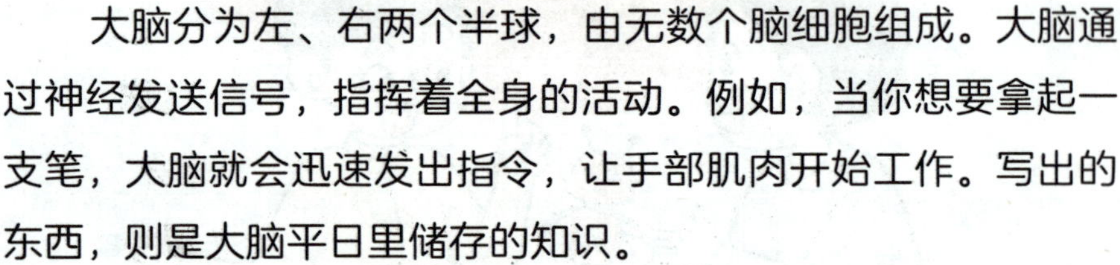

大脑分为左、右两个半球，由无数个脑细胞组成。大脑通过神经发送信号，指挥着全身的活动。例如，当你想要拿起一支笔，大脑就会迅速发出指令，让手部肌肉开始工作。写出的东西，则是大脑平日里储存的知识。

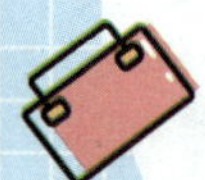

左右脑分工

- 左脑主要负责理解、记忆、语言、判断、逻辑、分析、书写、推理、五感（视、听、嗅、触、味）等。
- 右脑主要负责空间形象记忆、直觉、情感、身体协调、美术、音乐节奏、想象等。

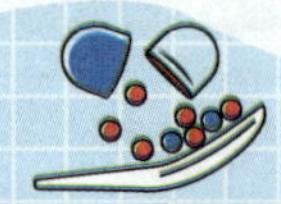

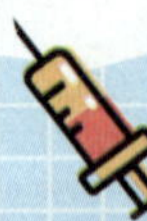

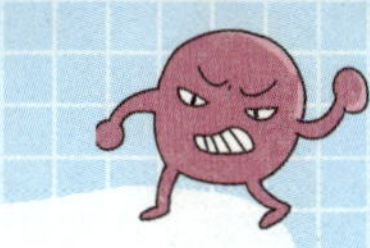

人为什么需要睡觉？

我们睡觉时，身体会进行细胞修复、激素调节、免疫系统恢复等，以维护身体健康；对于大脑功能的维持和提升来说，睡觉更是至关重要的。睡眠不足，第二天人就会精神倦怠，无法集中注意力。长期睡眠不足，人的记忆力就会受损，还会产生幻觉、情绪波动、抑郁等。

这次老师不怪你，以后不要熬夜了，睡眠是非常重要的！
老师，对不起，我昨天睡得太晚，今天上课才会打瞌睡。

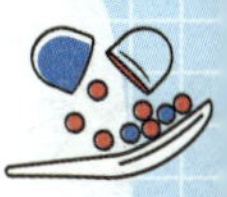

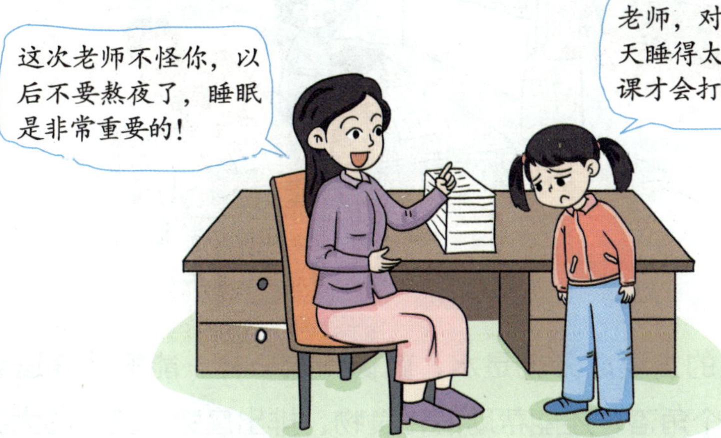

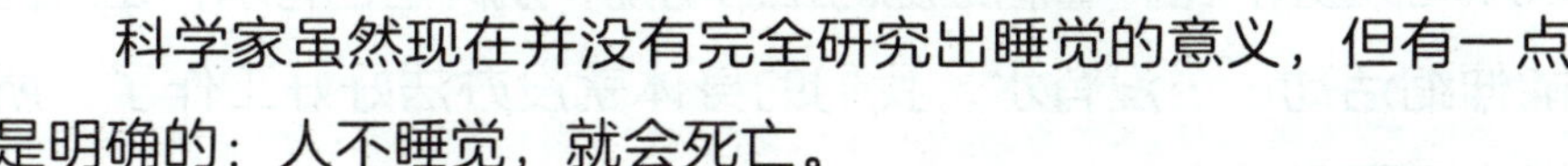

科学家虽然现在并没有完全研究出睡觉的意义，但有一点是明确的：人不睡觉，就会死亡。

睡眠时间要求

- 小学生每天睡眠时间应达到 10 小时，初中生应达到 9 小时，高中生应达到 8 小时。
- 一般成年人的睡眠时间应为 6 ~ 9 小时。
- 睡眠时间并不是越长越好，睡眠质量也非常关键。

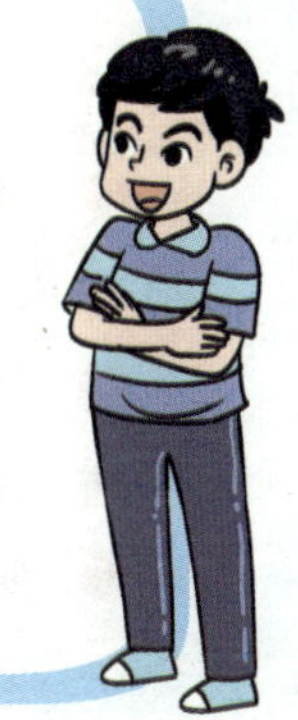

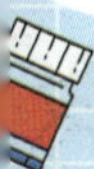

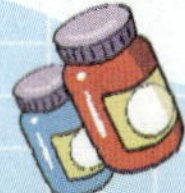

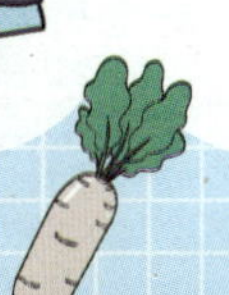

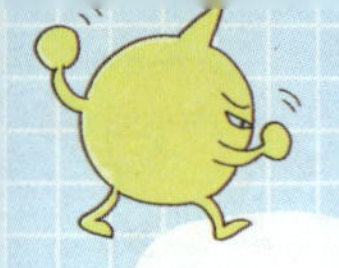

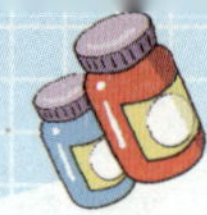

为什么说人体内大部分都是水？

我们的身体有 60% 左右都是水分，而且身体的每个组织内都含有水分，简直就是一个“水袋”。这些水在身体里超级重要。

其实人脑的
80%都是水哟。
原来“脑子进水”
说的是真的！

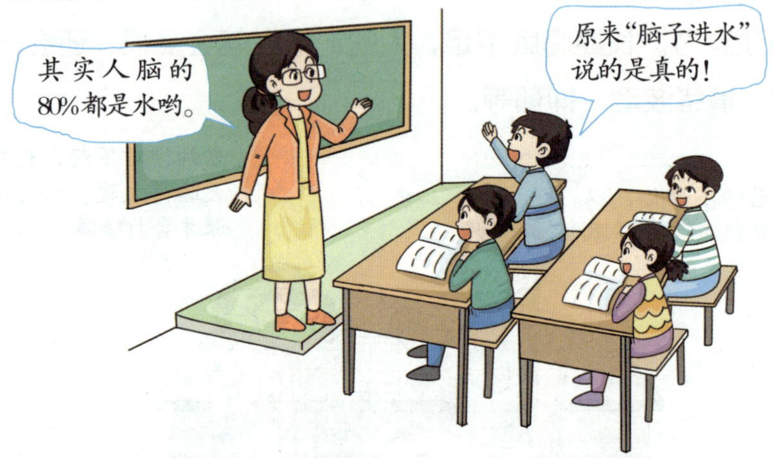

血液的主要成分就是水，就像河流一样，能把营养送到身体的各个角落，还能帮助消化食物、排出废物；我们的大脑 80% 都是水，维持着脑细胞的正常功能；肌肉里也有水，让肌肉能伸缩活动……没有水，我们的身体就没办法好好工作了，所以一定要多喝水。

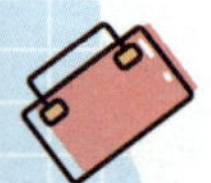

血液的成分

- 血液的主要成分为血浆、血细胞、遗传物质（染色体和基因）。
- 血浆 90% 以上都是水分，主要负责运输人体所需的物质和排出的废物。
- 血细胞主要分为红细胞、白细胞和血小板。

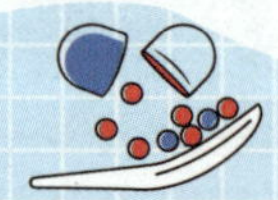

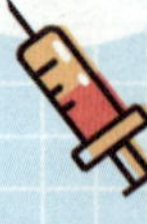

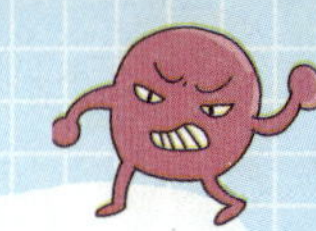

人体是怎样调节体温的？

我们的体内有一台“小空调”，大脑里的下丘脑就是空调的 CPU（中央处理器）。当体温升高时，皮肤和体内的温度感受器都会受到刺激，通过神经信号传递到下丘脑，下丘脑就会干预身体的产热和散热过程，从而控制体温。

妈妈，我太热了，快把空调温度调低一点儿！
温度调太低不好，你的身体有自动调节体温的功能。

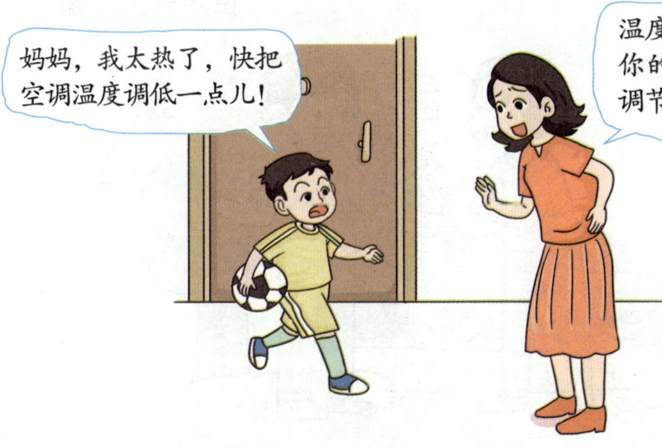

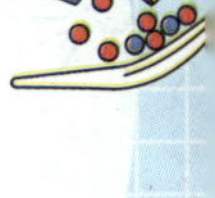

下丘脑为体温设置了一定的“调节点”，一旦实际体温与该调节点不符，下丘脑就会激活降温或升温的程序，使得体温与调节点尽量保持一致。

体温降低为什么会打寒战？

- 体温降低时，我们的血管会收缩，减少热量散失。同时，肌肉会不自主地收缩，这就是打寒战。
- 骨骼肌肉收缩时，会产生热量，这是身体在进行自我保护。

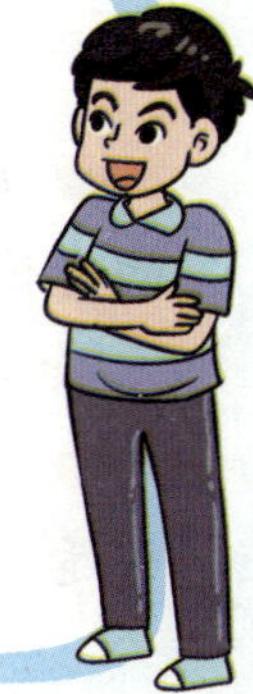

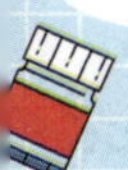

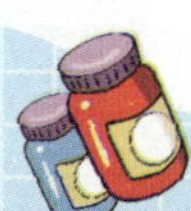

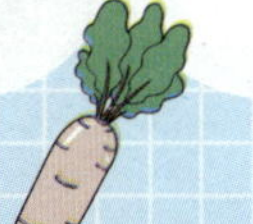

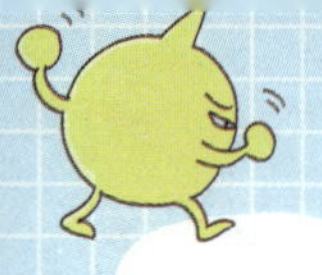

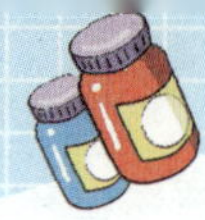

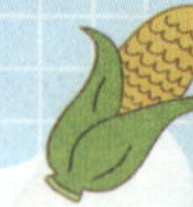

人体最大的器官是什么？

人体最大的器官是皮肤。皮肤分为表皮和真皮两层，我们看到的最外边一层是表皮，厚度平均为 0.2 毫米，真皮则厚达 1 毫米以上。成年人的皮肤面积大约有 1.5 ~ 2 平方米，重量约为体重的 16%。

我们的皮肤为什么这么薄？要是像机器人一样厚，那我们不就无敌了？
皮肤虽然薄，但是功能非常强大哟。

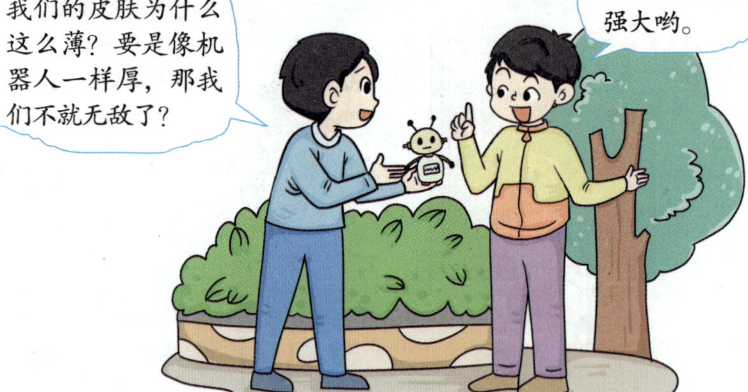

在一般人的意识里，皮肤根本不是器官。不过在解剖学中，皮肤确是器官的一种，有着保护身体、分泌、排泄、调节体温和感受外界刺激等作用。

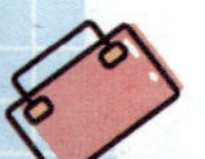

皮肤是身体的铠甲

- 皮肤覆盖着身体的每一处，可以保护我们的身体不受细菌和灰尘的侵害。
- 皮肤能帮助我们感受冷热、痛痒等。
- 皮肤也会呼吸，能调节体温，让我们身体舒适。

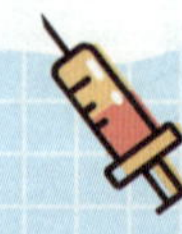

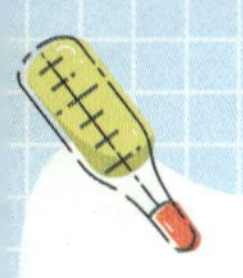

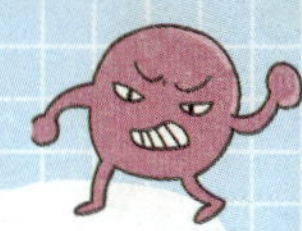

人的肤色为什么不一样？

世界上主要有三大人种：黄色人种、白色人种和黑色人种。他们最明显的区别就是肤色。人的肤色主要受黑色素含量的影响，黑色素多，皮肤就黑；黑色素少，皮肤就白。此外，血液循环、胡萝卜素、血红蛋白等也影响着人的肤色。

你好，新同学，为什么你的肤色和我的不一样？
因为我是白色人种，而你是黄色人种哪。

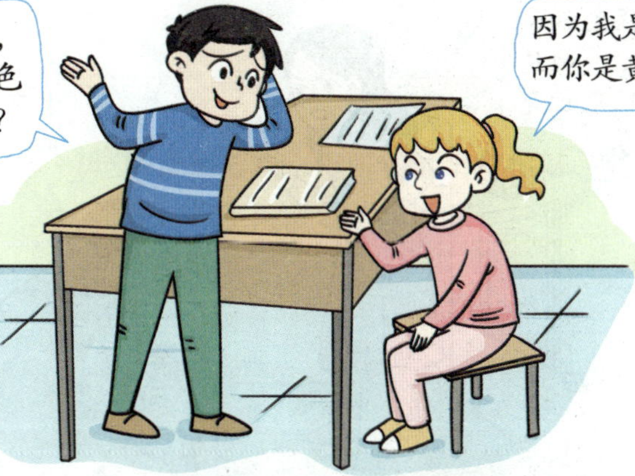

通常来说，靠近赤道阳光很强，住在这里的人的身体为了自我保护，会产生很多黑色素，皮肤就变得比较黑。而在阳光少一点儿的地方，黑色素就少一些，皮肤颜色就浅啦。

三大人种的体质特征

- 黄色人种又称蒙古人种，肤色呈黄色，头发黑而硬直，体毛不发达。
- 白色人种又称欧罗巴人种，肤色浅，头发卷而细软，发色、瞳色多样。
- 黑色人种又称尼格罗人种，肤色深，头发黑色、卷曲，嘴唇厚。

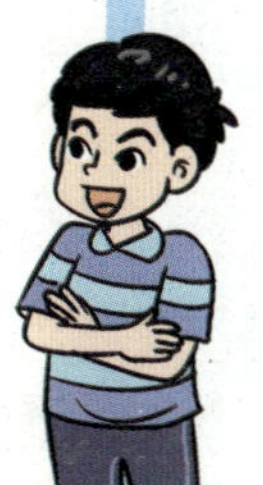

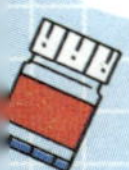

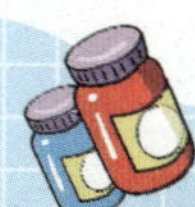

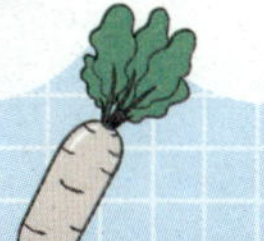

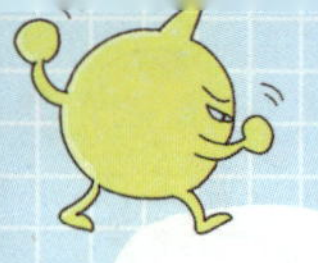
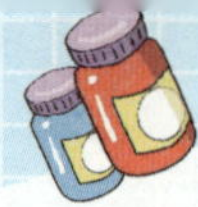
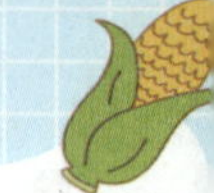

人体细胞的寿命有多长？

细胞是人体的基本结构和功能单位。人体有几十万亿个细胞，这些细胞都是有寿命的。例如，成熟粒细胞的寿命仅有 10 多个小时，皮肤表皮细胞的寿命大约有 1 ~2 个月，心脏干细胞的寿命可达 20 年。

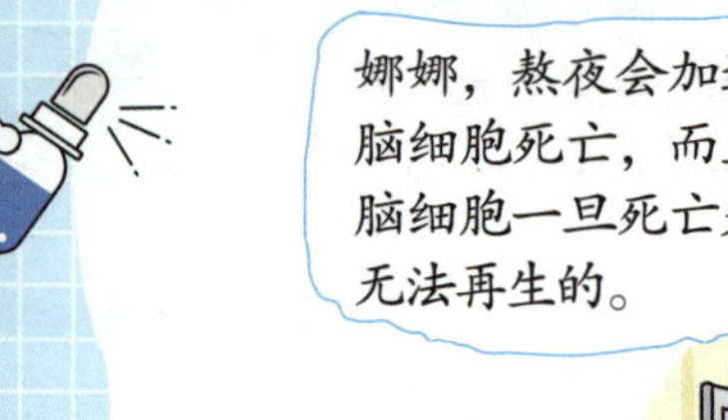

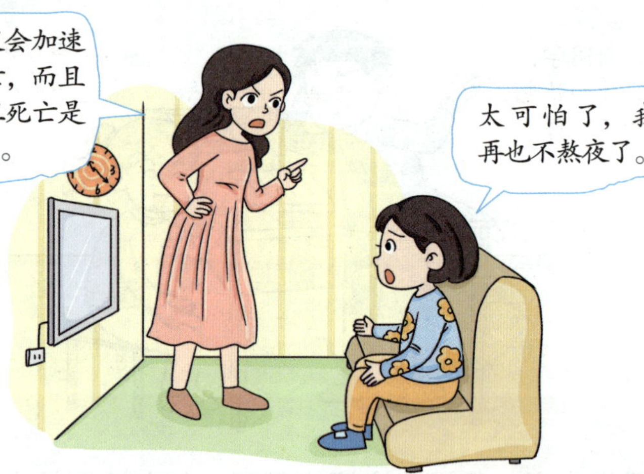

不过，人体有一种细胞是不会更新的，那就是脑细胞。脑细胞从我们出生开始就伴随着我们，如果脑细胞死亡了就无法再生了。

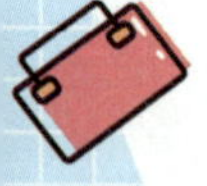

人体细胞的基本结构

- 人体细胞的基本结构是细胞膜、细胞质、细胞核。
- 细胞膜是包围在细胞最外面的一层薄膜，是细胞的重要屏障。
- 细胞质是胶状物，包裹着细胞核。细胞核则是操纵细胞活动的“司令部”。

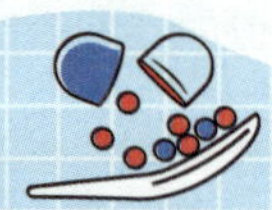
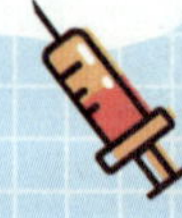

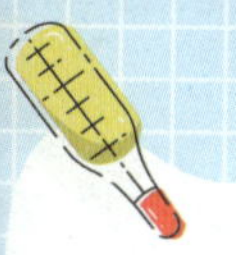

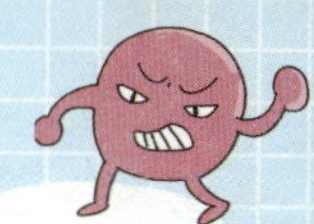

死亡的细胞去哪儿了？

人体每天都有无数细胞死亡，幸运的是人体会自我修复、自我补充，新细胞会迅速接替死亡细胞的“岗位”。

人体内有吞噬细胞，会把死亡的细胞吞噬掉。
就像贪吃蛇一样吗？

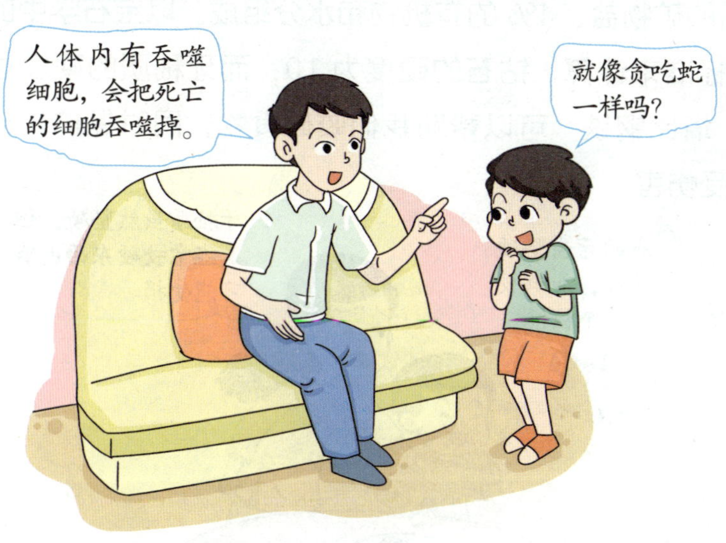

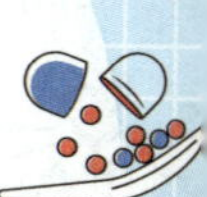

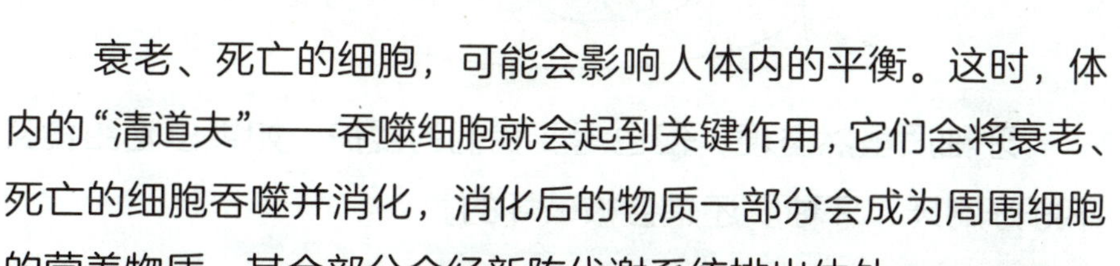

衰老、死亡的细胞，可能会影响人体内的平衡。这时，体内的“清道夫”——吞噬细胞就会起到关键作用，它们会将衰老、死亡的细胞吞噬并消化，消化后的物质一部分会成为周围细胞的营养物质，其余部分会经新陈代谢系统排出体外。

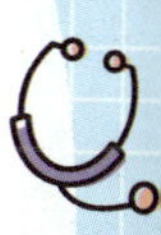

细胞的基本功能

- 代谢是细胞基本的功能活动。
- 复制遗传物质和表达遗传信息。
- 产生和利用能量，以及感知并应答外界信号。

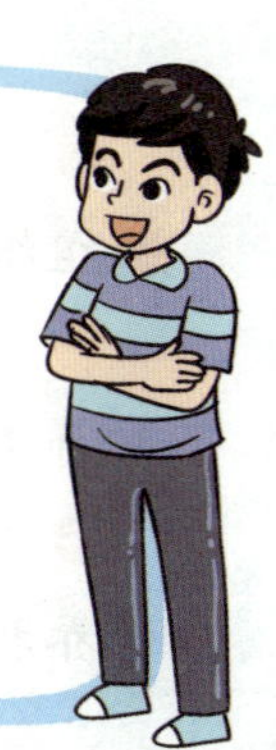

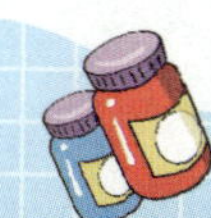

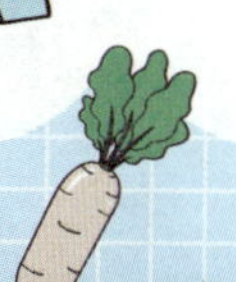

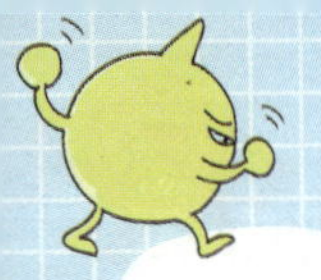

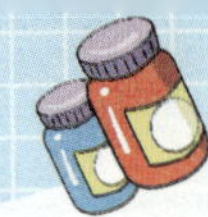

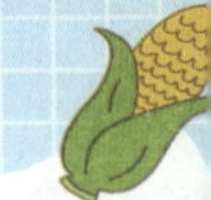

人体最坚硬的部位是什么？

人体最坚硬的部位是牙齿，准确地说是牙釉质。牙釉质位于牙齿表面，就像给牙齿穿上了一层坚固的铠甲。这层铠甲由96% 的矿物盐、4% 的有机物和水分组成。以宝石学中的莫氏硬度标准来计算，钻石的硬度为 10，而牙釉质的硬度达到了9.6，堪比钢铁，可以帮助我们咬碎食物，同时保护内部的牙髓不受伤害。

我的牙齿坚硬无比，能够咬碎这个核桃！
牙釉质虽然坚硬，但是经常咬硬东西也有可能受损。

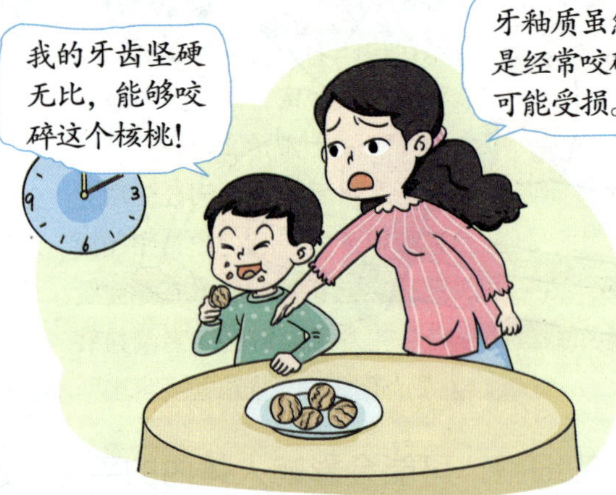

牙釉质虽然坚硬，但也需要我们的爱护，如果总吃甜食又不好好刷牙，牙釉质还是会被破坏的。

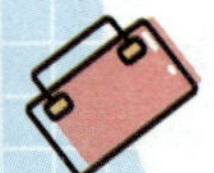

牙齿的构成

- 牙釉质位于牙齿表层，保护着牙本质和牙髓组织。
- 牙本质和牙骨质是牙齿的重要组成部分，都负责保护牙髓。
- 牙髓主要包含神经、血管等，为牙齿提供营养和感觉。

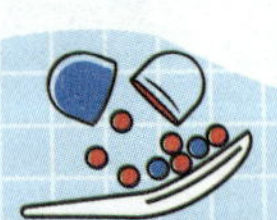

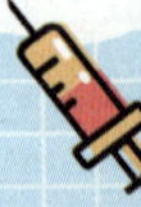

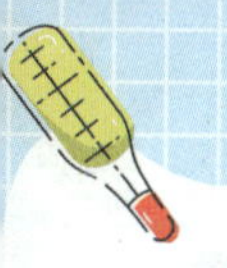

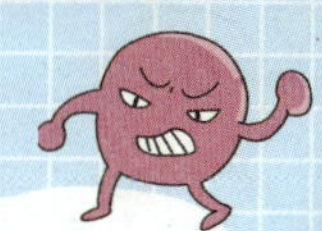

人体是左右不对称的吗？

从表面上看，我们的五官、躯干、四肢好像都是左右对称的。但是如果你在镜子里端详自己的脸，就会发现两只眼睛好像不一般大，两个鼻孔好像也是一大一小，两道眉毛的粗细和高低好像也不一样……

妈妈，我的左右眼不一样大，是不是生病了？
并不是，眼睛一般都不一样大的。

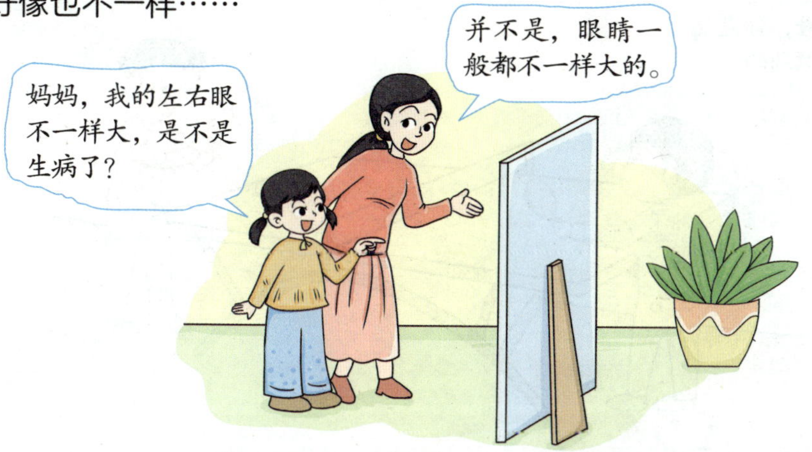

其实，人体确实是左右不对称的，这种不对称大多在胚胎发育过程中就形成了。例如，我们的内脏就不是对称的。也有的是后天逐渐形成的，例如总用右手的人，右胳膊的肌肉就比较发达。

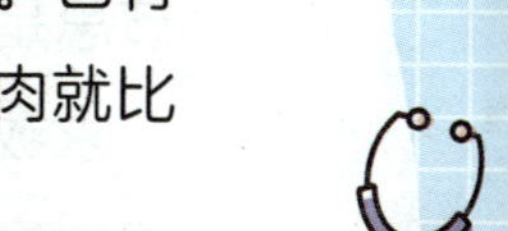

有趣的“左撇子”

● 全球约有 10% 的人是左撇子，又称左利手，即做事情更习惯用左手。

● 左撇子在一些体育运动中占有优势，主要是会让对手不适应。

● 有人认为左撇子更聪明，目前这一说法并没有科学依据。

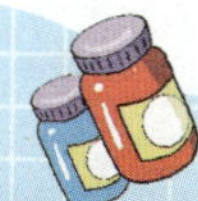

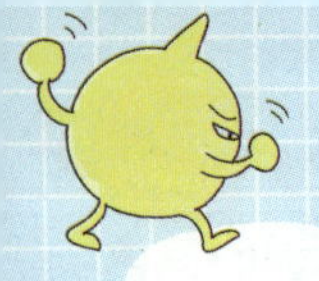

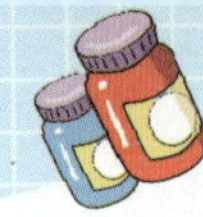

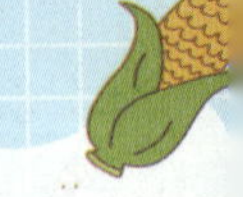

骨关节“噼啪”作响有害吗？

我们在生活中可能会发现，有些人能把手指的骨关节捏得“噼啪”作响，这叫作关节弹响。这通常是关节活动的时候，关节腔里的气体像小泡泡一样跑出来发出的响声。

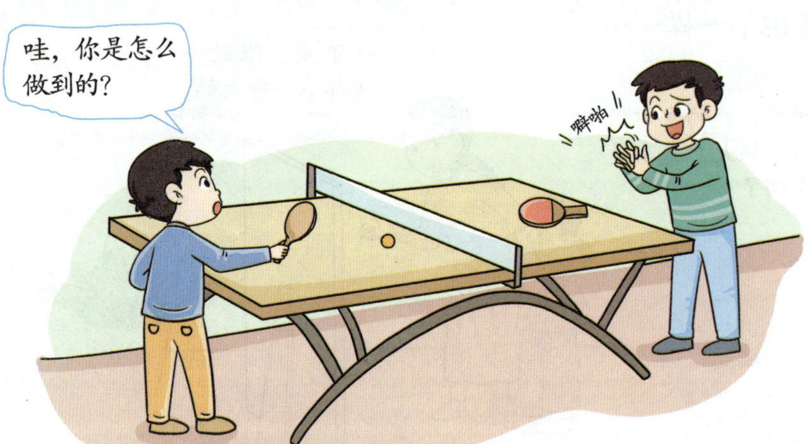

通常来说，关节弹响与关节疾病没有直接关联。但如果关节总是响，还伴随着疼痛或者肿胀，那就可能是关节在向我们“求救”。这时候就需要让医生来检查，看看关节是不是受伤或者生病了。

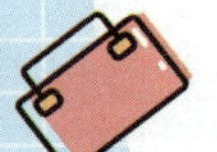

如何保护关节

- 定期进行锻炼，能够提高关节的灵活度，但运动时要注意关节保护。
- 不要经常进行关节负重，例如久站、长时间步行等。
- 体重过重，也会让关节不堪重负，必须及时减重。

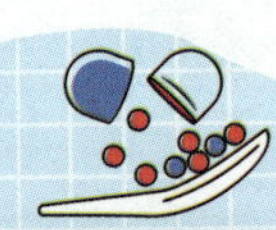

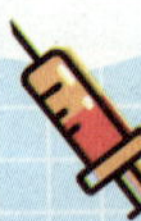

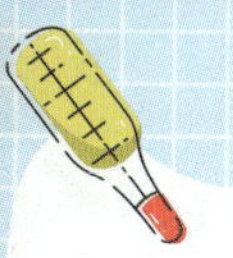

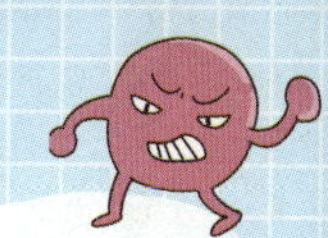

人为什么会打嗝儿？

当我们吃东西太快、喝了很多气泡饮料或者受到惊吓时，很容易打嗝儿。在一段时间内，“嗝儿”声不绝于耳，让人非常苦恼。

哇！你干什么？
嘻嘻，哥哥，你没发现自己已经不打嗝儿了？

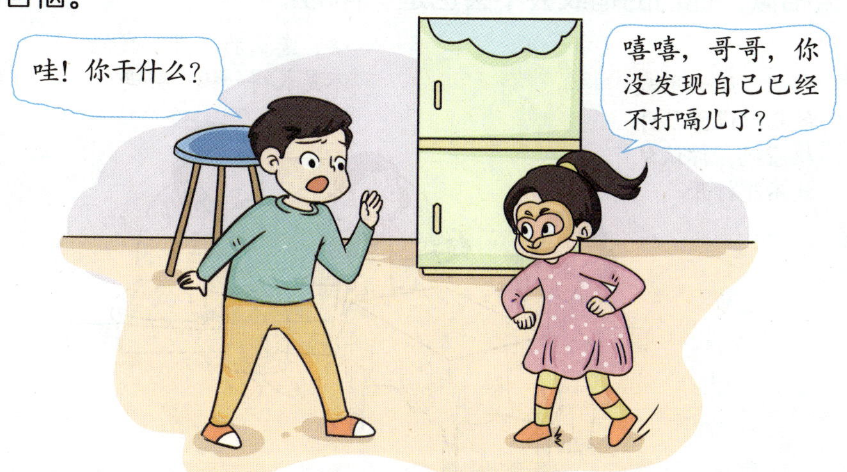

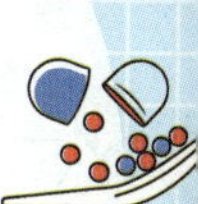

其实，打嗝儿就是膈肌在无意识地收缩。膈肌位于胸腔与腹腔之间，主要负责呼吸。当我们吃饭过快、吸入过多空气或胃部受到刺激时，膈肌会突然收缩，声带迅速关闭，发出“嗝儿”的一声。打嗝儿通常会自行消失，但如果持续性打嗝儿，则需要就医了。

快速止嗝儿的方法

- 趁打嗝儿的人不注意轻拍他一下，分散他的注意力。
- 找一个纸袋，朝里面吹气；屏住呼吸也是同理。
- 将一口温开水含在嘴里，分小口连续咽下。

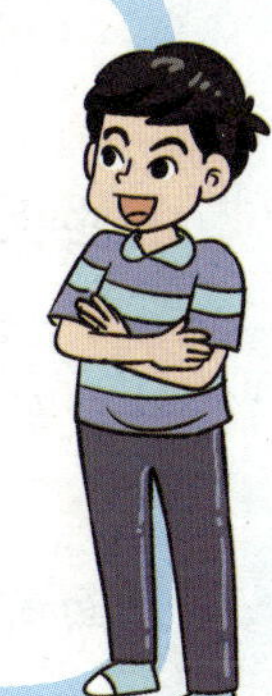

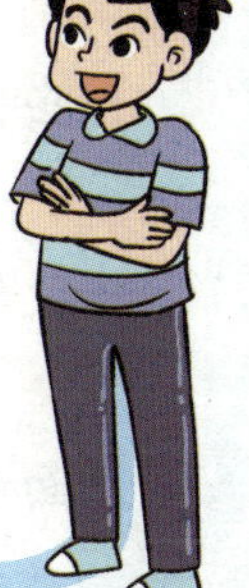

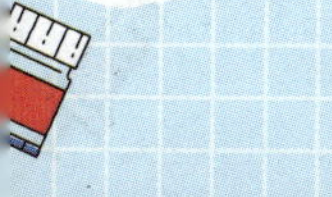

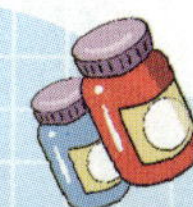

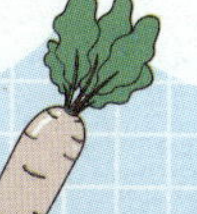

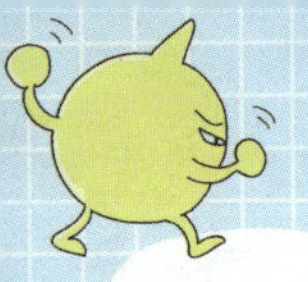

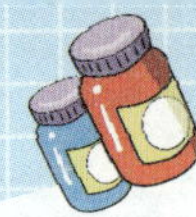

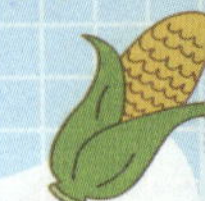

双胞胎的指纹是一样的吗？

大家都见过双胞胎吧？他们有些长得几乎一模一样，如果再穿着一样的衣服，就会让人们很难区分开来。既然双胞胎这么相似，他们的指纹会不会也是一样的？

姐姐，妈妈用我的指纹设置了开机密码，你试试能不能打开。
咦，怎么打不开？我俩不是长得一模一样吗？

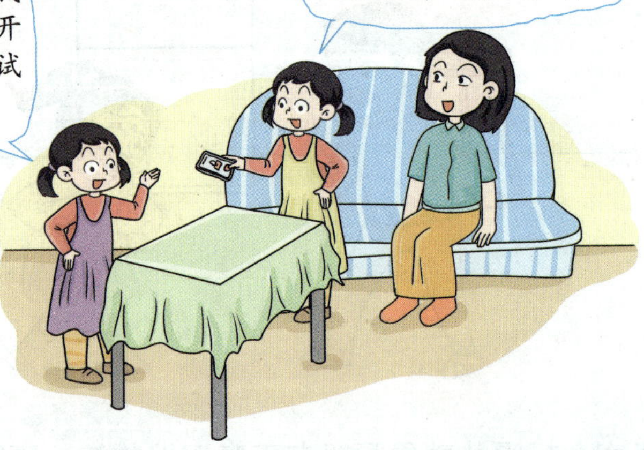

答案是：不一样！每个人的指纹，都是遗传和环境共同绘制出的独一无二的图案，双胞胎的指纹也不例外。就算是有着相同基因的同卵双胞胎，他们作为胚胎发育时，环境也绝对不是一模一样的，也会形成不同的指纹。

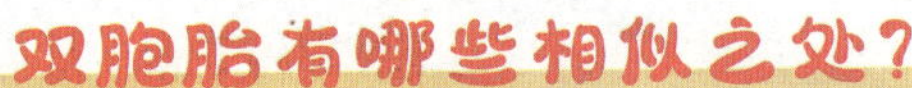

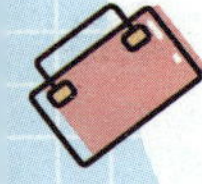

双胞胎有哪些相似之处？

- 同卵双胞胎外形相似，血型、智力水平和一些生理特征也相似。
- 不少同卵双胞胎对一些疾病的易感性也是一致的。
- 异卵双胞胎在性别、外貌、性格、血型等方面都会有所差异。

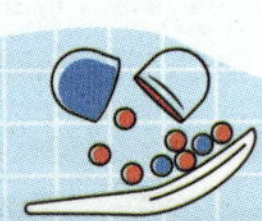

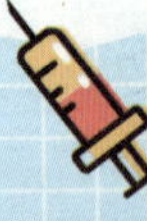

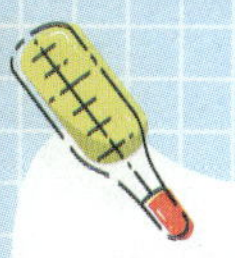

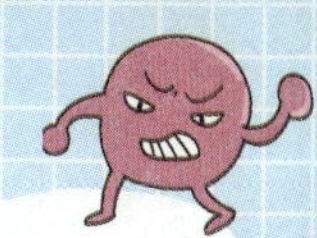

人的头发一年能长多长？

人的头发一年能长多长？这是因人而异的。通常来说，健康成年人的头发，每年大约会长 15 厘米以上。

妈妈，你的头发真漂亮，我的头发什么时候能长这么长？
你的头发一年能长十几厘米呢，不用急。

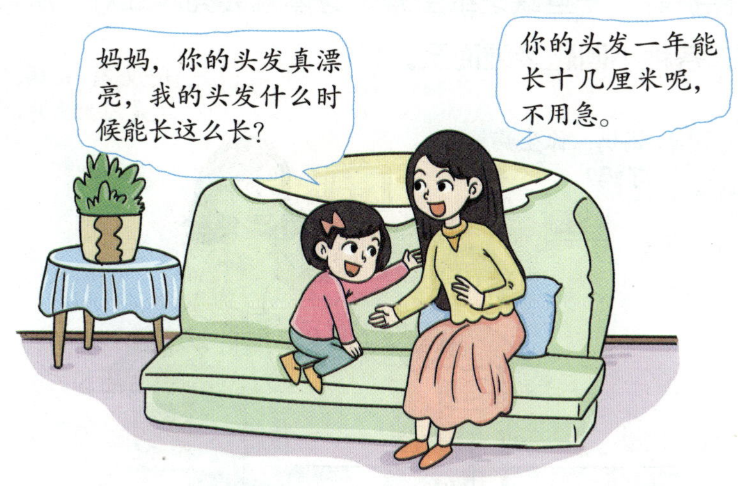

有趣的是，后脑勺的头发可能比前额的头发长得快一点儿；夏季头发的生长速度会比冬季快一些；女性的头发生长速度通常比男性快。此外，遗传、年龄、健康状况、营养状况和生活方式等多种因素，也会影响头发的生长速度。

头发的作用

- 寒冷的天气里，头发能帮助我们保暖。
- 头发能在一定程度上保护我们，减少外界环境对头皮和大脑的伤害。
- 头发的状况、颜色、是否脱落等，能反映人体的健康状况。

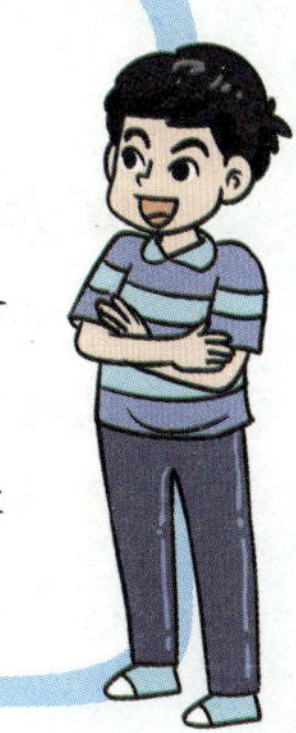

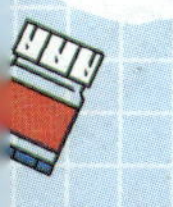

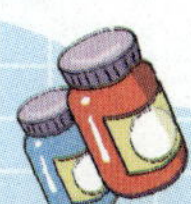

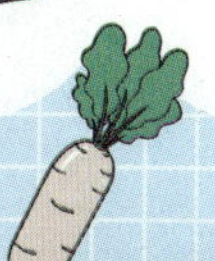

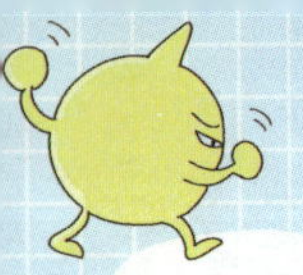
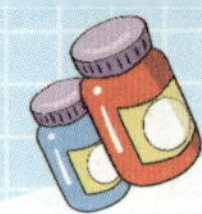
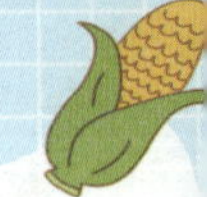

维生素对人体有什么作用？

维生素是人体内含量很少但作用很大的营养物质。每种维生素都有独特的作用，比如增强免疫力、促进骨骼健康、助力视力保护等。一旦缺乏维生素，身体就会亮起红灯，从疲劳到疾病，各种小问题接踵而至。

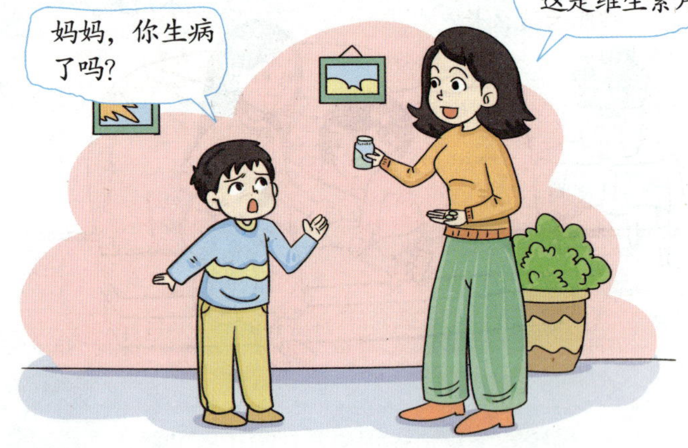

维生素 A 能让我们在夜晚也看得清楚，还能保护我们的眼睛；维生素 C 可以帮助我们抵抗病菌，让我们少生病，还能让伤口快快愈合；维生素 D 和钙一起，让我们的骨头变得更坚硬……

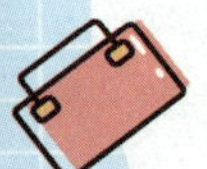

如何补充维生素？

- 维生素存在于食物中，需要通过食物补充。
- 阳光照射人体皮肤时，可以产生维生素D，建议适当晒太阳。
- 如果饮食无法满足身体对特定维生素的需求，可以服用维生素补充剂。

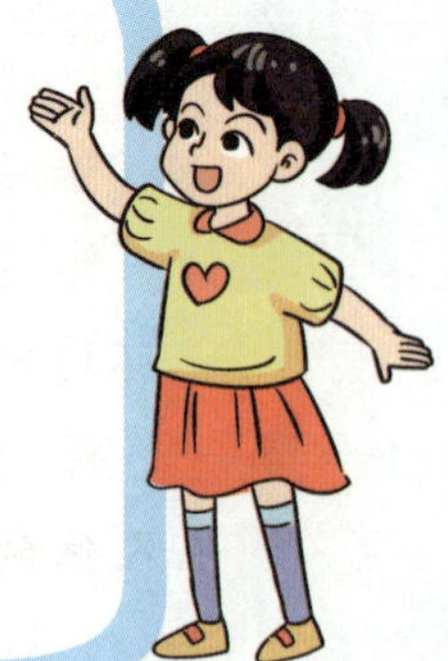

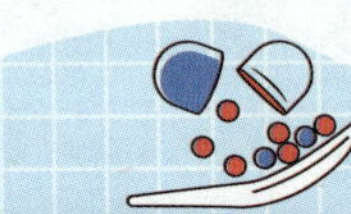
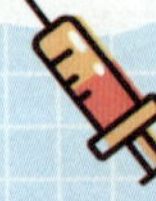

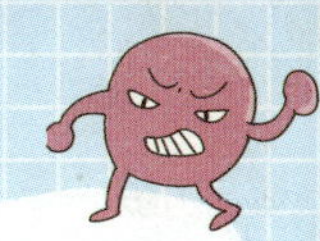

微量元素为什么这么重要?

微量元素虽然在我们身体里含量很少，但是它们非常重要，是我们身体的“调节大师”，参与身体的免疫、代谢等关键环节。有二十余种微量元素是身体必需的，例如：铁可以帮助我们运输氧气；锌能让我们的胃口变好，还能帮助伤口愈合；碘能促进我们的生长发育；等等。

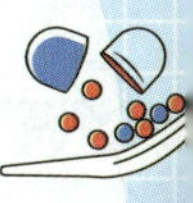

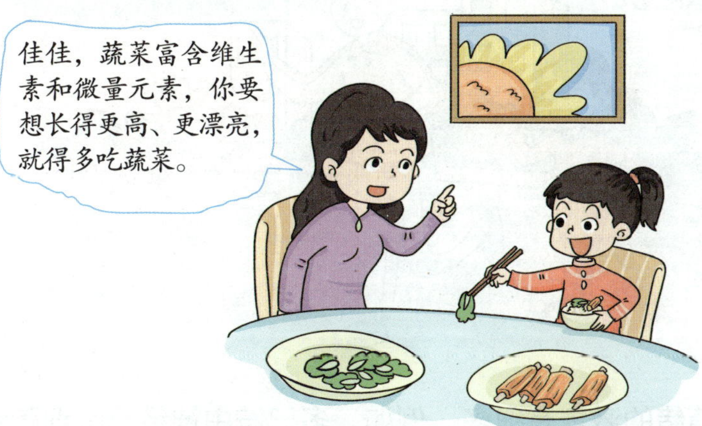

缺乏特定微量元素，会让我们患上各类疾病。例如：缺铁会造成缺铁性贫血，缺碘会引起甲状腺肿大，缺锌会让我们生长缓慢。

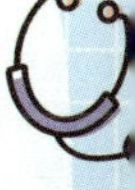

如何补充微量元素？

- 人体中的微量元素主要来源于食物和水。
- 牛肉、土豆、鸡蛋、豆类、鱼等是铁的主要来源；海带、紫菜、山药、大白菜等含有丰富的碘；牛肉、肝、茶、虾、花生等是锌的主要来源，水中也有少量的锌。

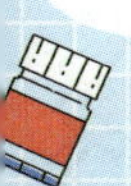

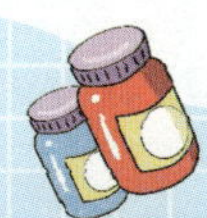

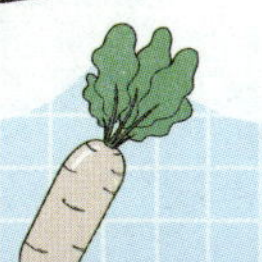

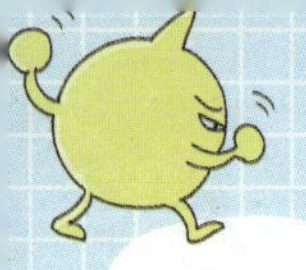

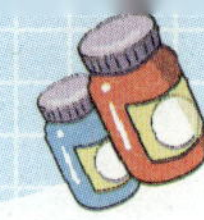

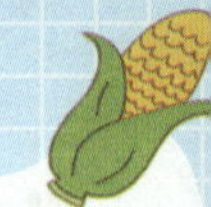

激素如何“指挥”人的情绪？

激素就像身体里的“小信使”，它们来自某些特异的细胞，进入到血液中之后，被运输到其他组织的细胞中，影响人体的生理活动。

爸爸，跑步这么累，我怎么感觉很开心哪？
运动能让大脑产生内啡肽，让人变得快乐和满足。

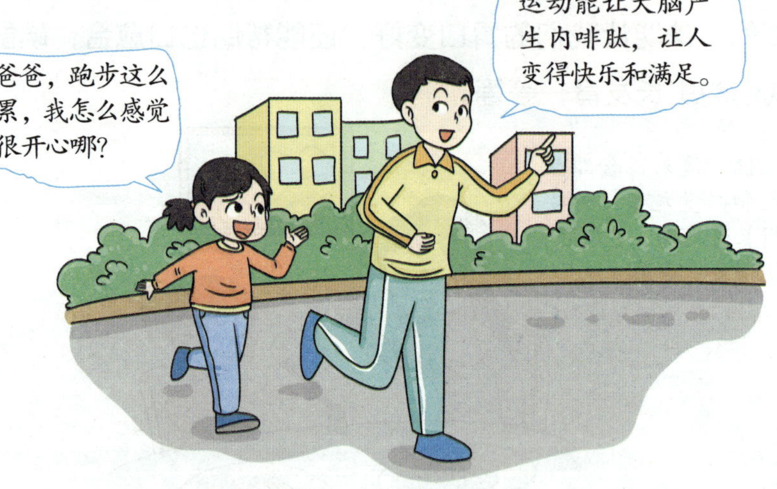

影响情绪的激素有很多。例如，多巴胺由神经元等细胞合成，在整个中枢神经系统中广泛分布。多巴胺被称为“快乐物质”，能传递快乐、兴奋等积极情绪。内啡肽通常在疼痛时从脑下垂体释放，能够止痛，还能给人带来快感或精神上的愉悦。

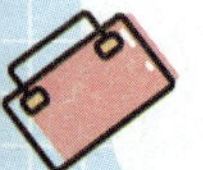

我们如何赶走坏情绪？

- 可以进行深呼吸和冥想，帮助我们平复情绪。
- 运动是释放压力和改善情绪的有效方式。
- 主动与亲朋好友交流，参加社交活动，有助于赶走坏情绪。

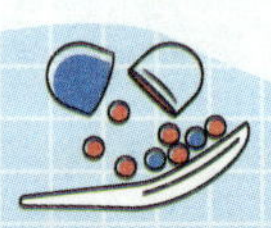

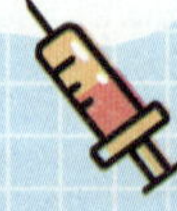

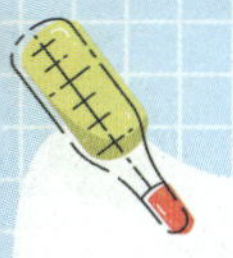

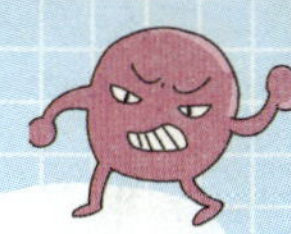

什么是青春期呢？

青春期是我们成长过程中的一段奇妙旅程，标志着我们开始从儿童阶段走向成人时期。在这个时期，身体会发生翻天覆地的变化，心理也逐渐成熟，开始探索自我、追求独立。

妈妈，我脸上长了个疙瘩。
这叫青春痘，说明你长大了呀。

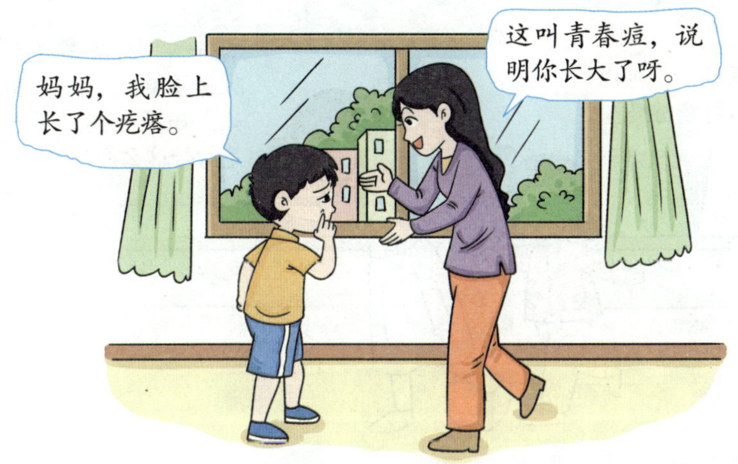

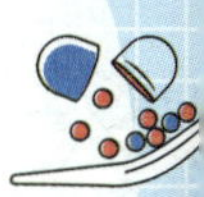

每个人开始进入青春期的年龄不尽相同。青春期一般持续 8 ~10 年，女孩一般从 9 ~12 岁开始进入青春期，男孩则从 11 ~13 岁开始。女孩 14 岁后、男孩 15 岁后，如果仍无青春期开始的表现，要及时去医院检查。

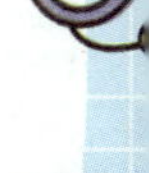

青春期发生的变化

- 身高突增，体重增长，可能出现痤疮等，男孩开始长胡须。
- 阴毛、腋毛开始生长，女孩会有月经来潮等。
- 开始自我认识与评价，情感变得细腻复杂。

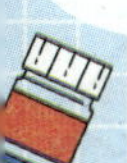

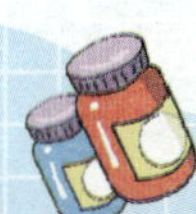

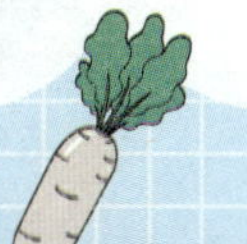

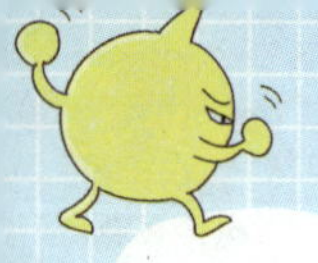

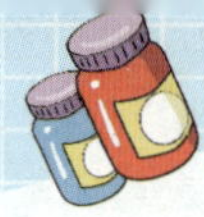

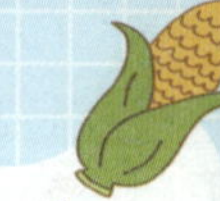

为什么要接种疫苗？

接种疫苗，能激活我们体内的“勇士”——免疫系统，让其提前认识并记住那些危险的病毒和细菌，一旦它们来袭，经过训练的免疫系统卫士就能迅速出击，保护我们免受疾病的侵害。

妈妈，我可以不打疫苗吗？
不行啊，打疫苗是预防传染病最有效的措施，如果生病了可不是打针这么简单喽。

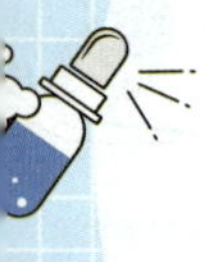

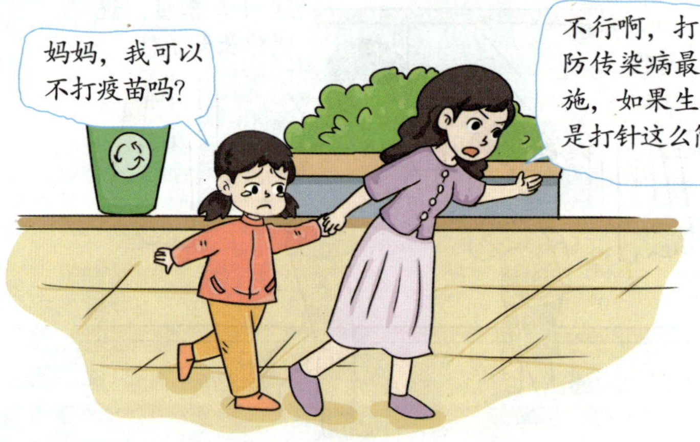

疫苗是将病原微生物及其代谢产物，经过人工减毒、灭活或转基因等方法制成的制剂。打疫苗不仅能够保护个体健康，降低感染疾病的风险，还能阻断传染病在人群中流行，构建群体免疫屏障。

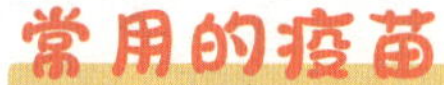

常用的疫苗

- 乙肝、结核、麻疹、脊髓灰质炎等 10 余种免费疫苗，可以帮助预防 5 岁以下儿童的大部分传染病。
- 流行性感冒传染性很强，适时接种流感疫苗，可以预防流感及其并发症。
- 狂犬病死亡率极高，被猫、狗、狐咬伤或抓伤后，要尽早接种疫苗。

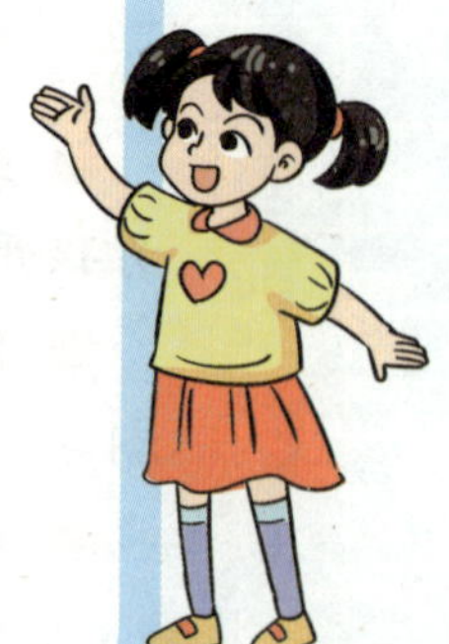

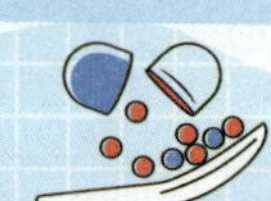

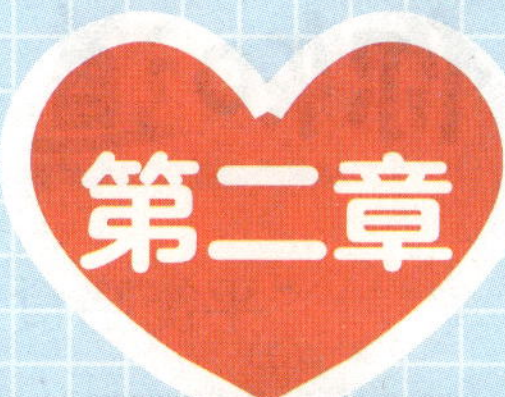

吃对喝好才健康

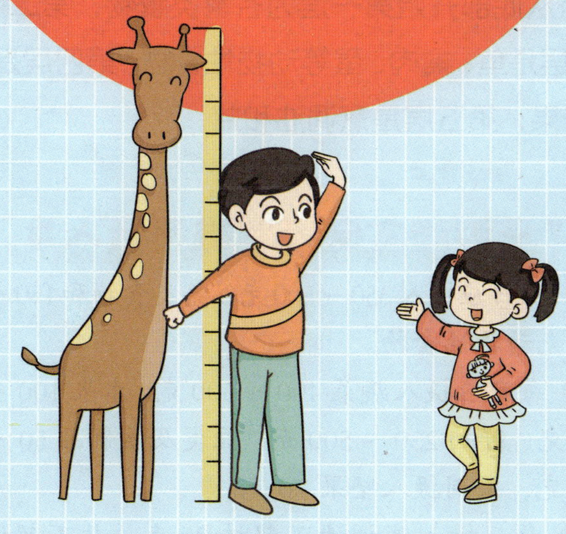

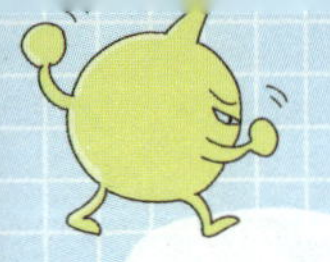

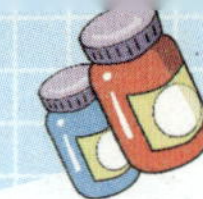

你知道“平衡膳食宝塔”吗？

“平衡膳食宝塔”是一个塔形的饮食指南，有助于人们理解和规划健康的饮食结构，确保摄入足够的营养成分。

推荐摄入量适用于健康成人，小孩子要适当调整哟。

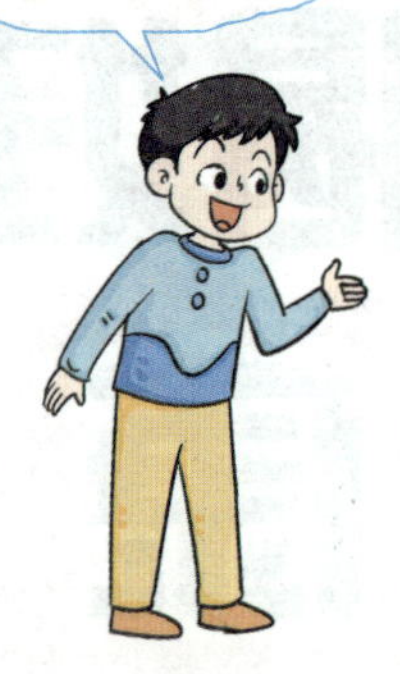

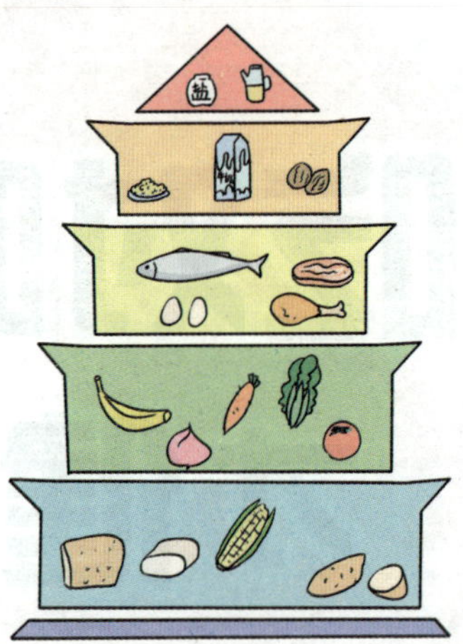

宝塔从底部开始第一层为谷薯类食物；第二层是蔬菜和水果；第三层是鱼、禽肉、蛋等动物性食物；第四层是奶及奶制品、大豆和坚果；第五层是烹调油和盐。

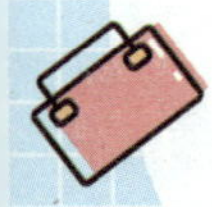

“平衡膳食宝塔”推荐摄入量

- 每日应摄入350～500克谷薯类食物和150～200克动物性食物。
- 每日应摄入蔬菜400～500克、水果100～200克、鲜奶250～500克、豆类及豆制品50～100克，每周摄入坚果70克。
- 每日摄入烹调油不超过25克，盐不超过6克。

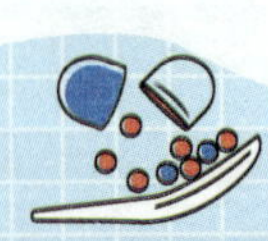

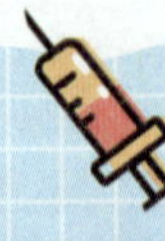

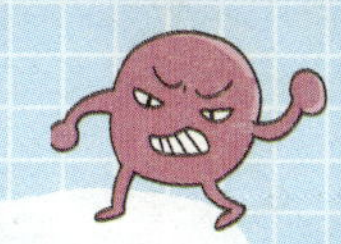

多吃蔬菜、水果有什么好处？

多吃蔬菜、水果是保持健康的“秘密武器”！因为它们是维生素、矿物质、膳食纤维等营养素的重要来源，还能帮助我们控制体重、提升免疫力、预防疾病等。

妈妈，我吃苹果了，就不用吃蔬菜了吧？
不行，水果不能代替蔬菜。

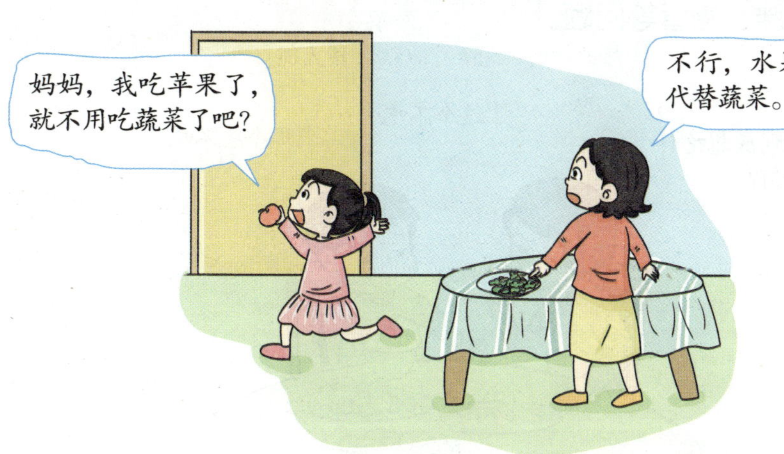

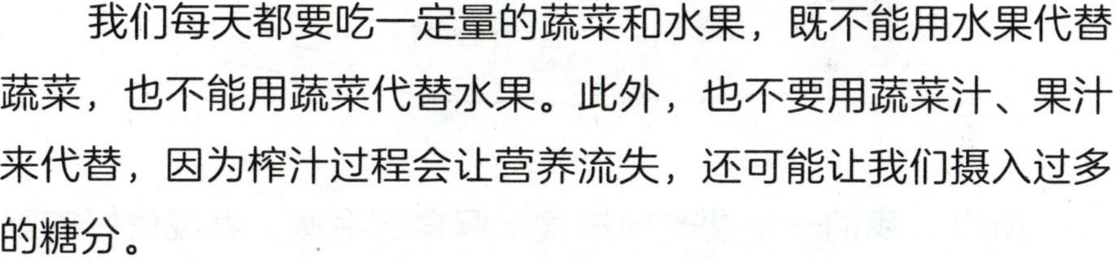

我们每天都要吃一定量的蔬菜和水果，既不能用水果代替蔬菜，也不能用蔬菜代替水果。此外，也不要用蔬菜汁、果汁来代替，因为榨汁过程会让营养流失，还可能让我们摄入过多的糖分。

如何选择蔬菜、水果？

- 要选择新鲜的蔬果。新鲜的蔬果水分含量高、营养丰富，水果坏了则不建议吃。
- 水果、蔬菜的颜色越深，营养就越丰富。例如菠菜、韭菜、胡萝卜、紫甘蓝、西红柿、蓝莓、樱桃等。

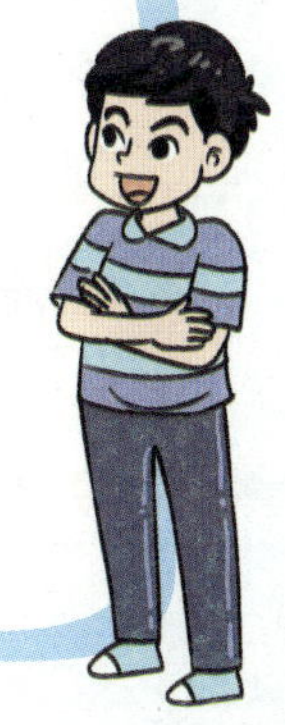

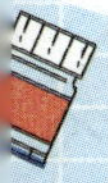

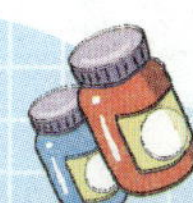

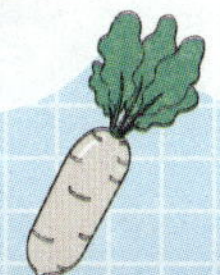

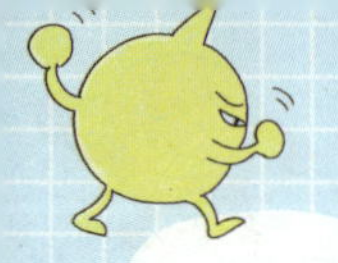
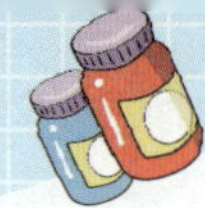

挑食、偏食有哪些严重后果？

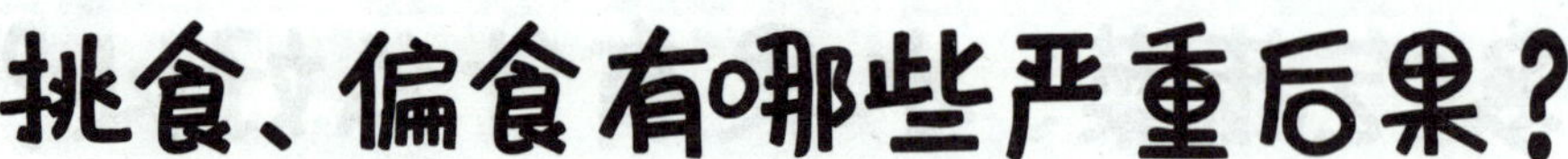

挑食、偏食造成的危害很多。爱吃就一个劲儿吃，不爱吃就少吃甚至不吃，会让我们的身体无法得到全面而均衡的营养，影响我们的生长发育，还会让我们的免疫力下降，出现营养不良、肥胖、感冒等问题。

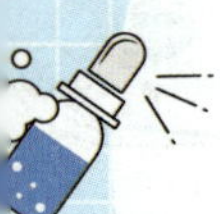

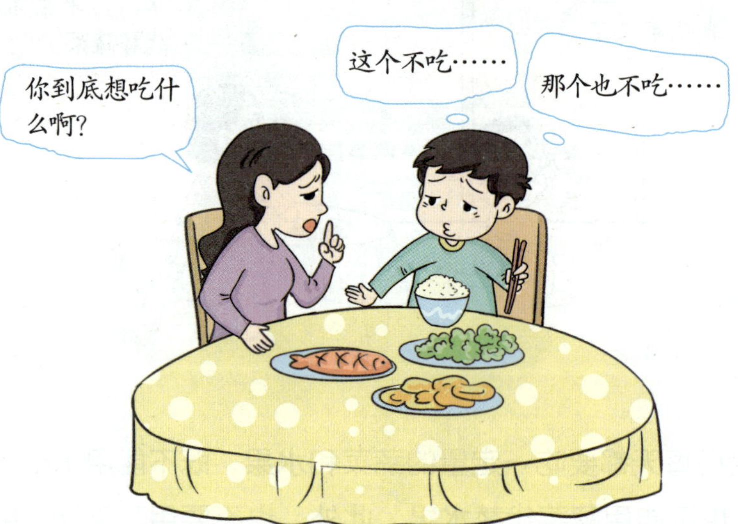

所以，我们一定要改掉挑食、偏食的毛病，养成良好的饮食习惯，让身体获得全面的营养，这才是健康成长的秘诀！

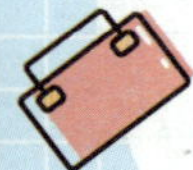

合理的饮食习惯

- 荤素搭配，营养均衡。
- 要少吃零食，尤其不能在饭前吃零食。
- 吃饭定时定量，不要边吃边玩。

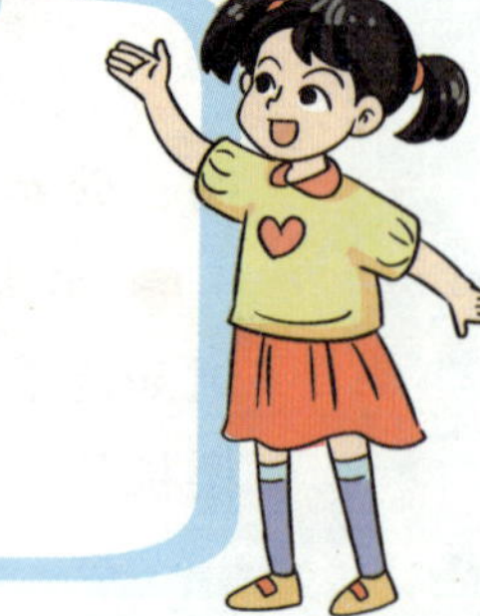

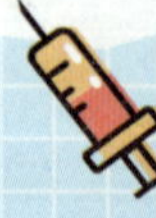

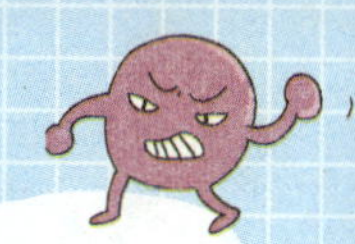

零食为什么不能多吃？

零食虽美味，可不能贪吃哟！这是因为，零食中的营养素远远比不上正餐食物中的营养素，无法带给我们均衡、全面的营养。更可怕的是，零食往往含有高热量、高脂肪、高糖分和高盐分，经常吃零食，可能会引发龋齿、肥胖、营养不良等问题。

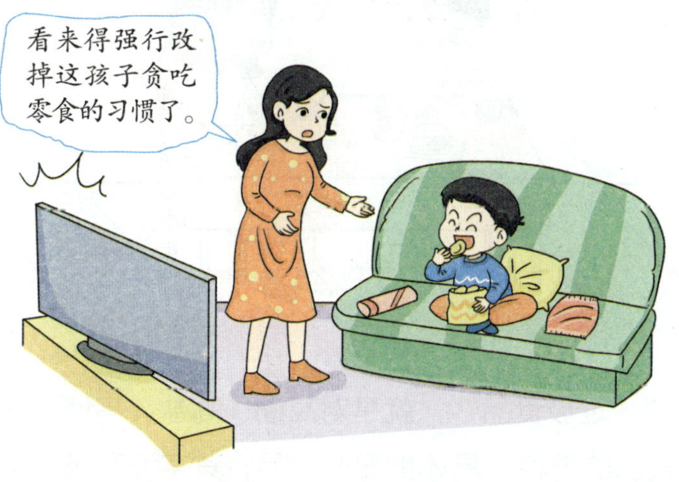

当然，零食虽不能多吃，但也没必要完全禁吃。我们可以选择那些营养价值高、卫生健康的食品作为零食，而少选择含糖饮料、膨化食品、油炸食品、路边摊食品等。

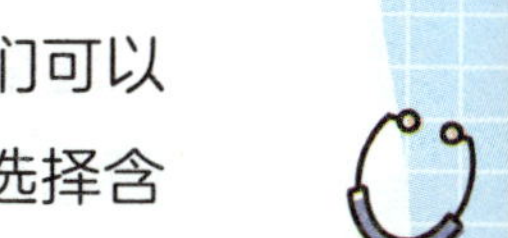

建议适当吃的零食

- 核桃、花生、巴旦木等坚果，含有大量蛋白质。
- 酸奶、奶酪棒等，蛋白质含量也很高。
- 新鲜水果制成的无添加的果干，也含有维生素。

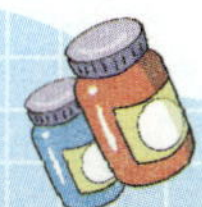

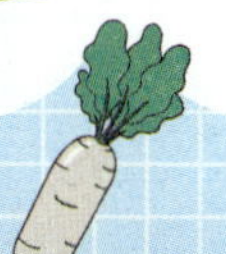

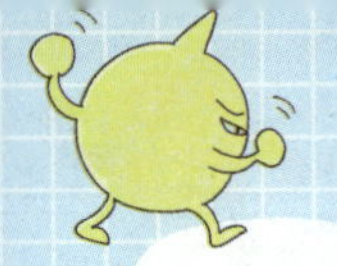

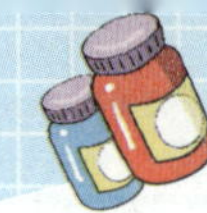

你知道这些“垃圾食品”吗？

在日常生活中，可乐、汉堡、方便食品、油炸烧烤类食品、膨化食品、甜品等，常被称为“垃圾食品”。

妈妈，大家都说这些是“垃圾食品”，可我还是想吃，怎么办啊？
又不是天天吃，没事的。

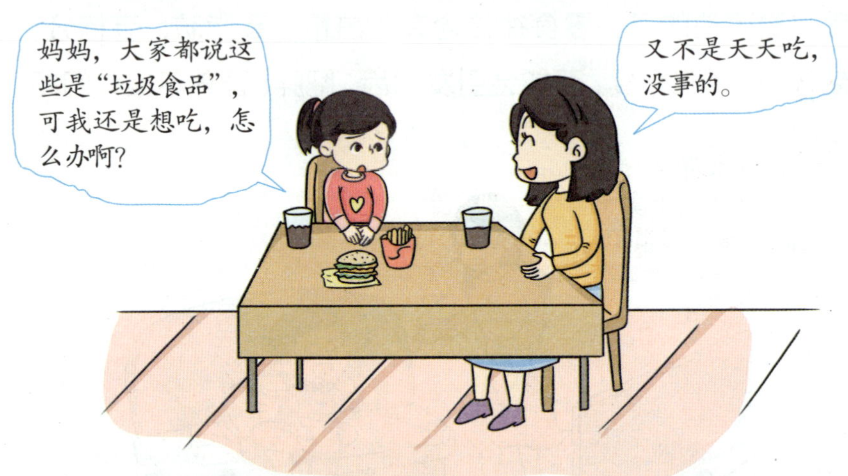

所谓“垃圾食品”，就是对高油、高盐、高糖、焦煳以及不卫生食品的统称，具体指哪些食品，其实没有统一标准。我们通常认为这类食品会使身体发胖，随之引发一系列慢性疾病。而含盐过多的食品还会加重肾脏负担，腌渍食品甚至可能致癌。

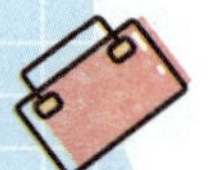

正确看待“垃圾食品”

- 世界卫生组织并没有发布过“垃圾食品”的名单。
- 我们不必将所有加工食品、方便食品或快餐当作“垃圾食品”。
- 只要平时营养均衡，偶尔吃快餐等食物是没关系的。

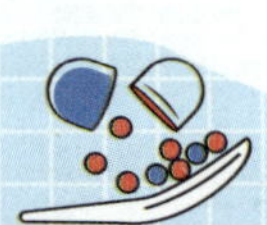

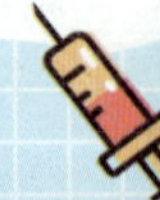

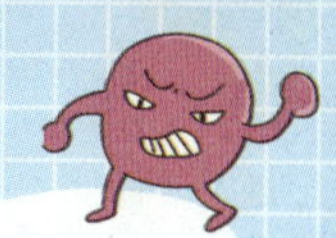

为何说甜食是健康的“隐形杀手”？

甜食非常美味，还会让我们的心情变好。但如果吃多了，就成了“甜蜜陷阱”。这是因为，甜食里有很多糖分，可能导致肥胖、蛀牙，还可能影响血糖、血压，增加糖尿病、心血管疾病的风险。

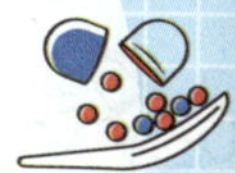

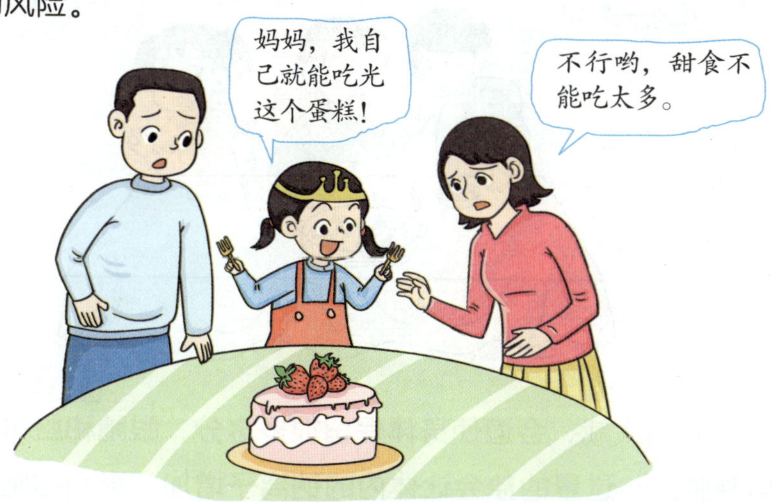

不仅如此，甜食还会消耗维生素，影响我们的视力，让我们的皮肤变差。可以说，摄入过多甜食，会让美味变成健康的负担。

吃甜食的注意事项

- 摄取糖分要适度，以免影响健康。
- 像水果这类天然甜食是很好的选择，应避免摄入加工类高糖食品。
- 不要在饭前吃甜食，吃完甜食后要及时漱口。

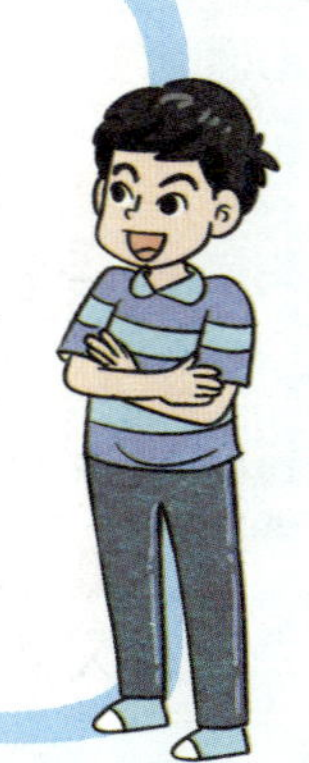

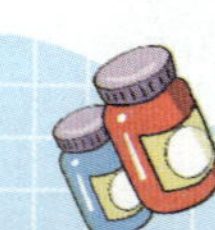

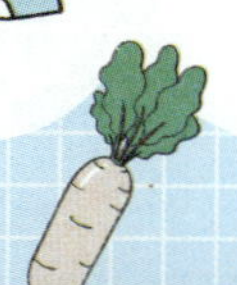

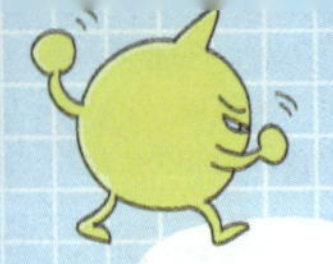

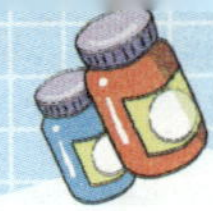

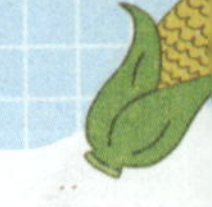

吃得太咸会让人变丑吗？

吃得太咸不仅威胁我们的健康，影响我们的生长发育，还会让我们越长越丑！

爸爸，我喜欢吃咸一点儿！
吃盐太多，会让你越长越丑哟。
我可不想变丑，以后要少吃盐！

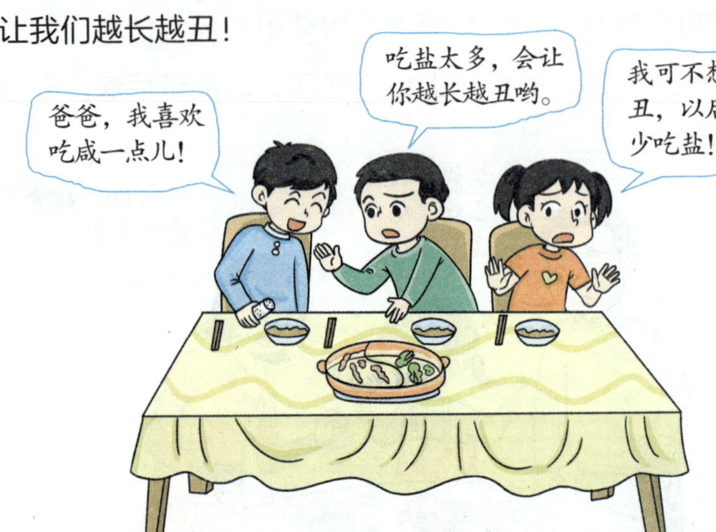

吃得太咸，会迫使身体保留很多水分，眼睛和脸可能会变得肿肿的；过量的盐会让体内的钠离子增加，影响细胞内外水的交换过程，让我们的皮肤变得粗糙、发黑；盐吃得太多，会让我们不自觉地多吃饭，从而导致肥胖……可见，“盐值”真的会影响颜值，我们一定不能吃得太咸。

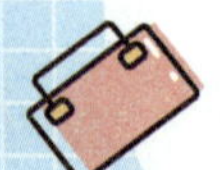

摄入盐分的注意事项

- 要有意识地培养自己的清淡口味，这对我们一生都有益处。
- 要与爸爸妈妈商量好，每人每日摄入的盐不能超过 6 克。
- 要限制零食以及在外就餐的次数，避免盐摄入超标。

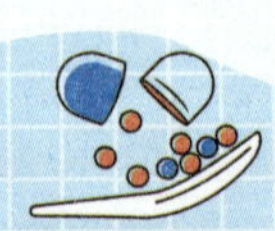

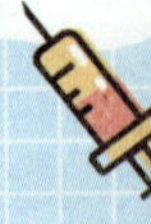

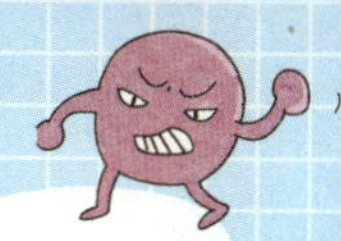

为什么睡前不建议吃东西？

睡前吃东西，就像是给我们的肠胃安排了“加时赛”。本来它们都准备休息了，但不得不重新开始工作。睡前吃东西会加重肠胃的负担，引起腹部不适等症状，还容易影响我们的睡眠质量。

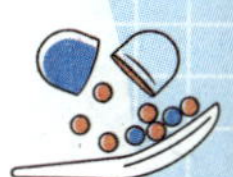

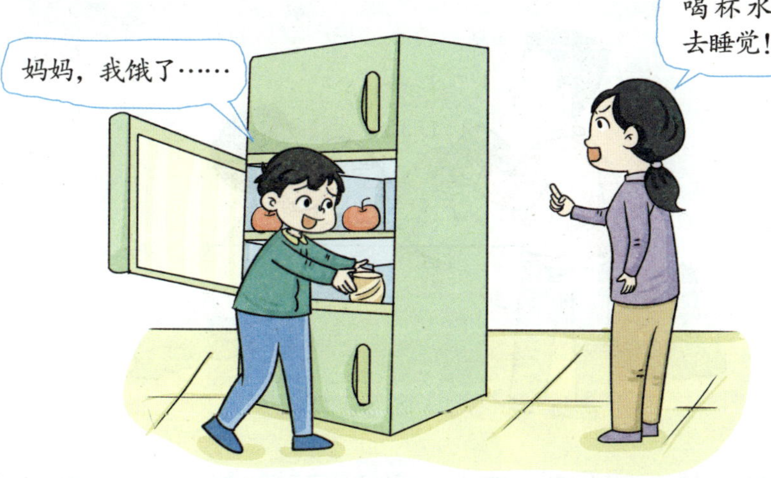

不仅如此，吃完东西后立即睡觉，食物会因身体缺乏运动变成脂肪堆积起来，从而引发肥胖。所以，为了健康和好身材，睡前不要吃东西！

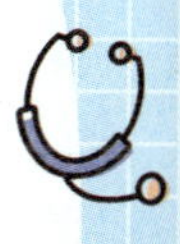

睡觉前肚子饿怎么办？

- 可以喝一杯水，然后再去睡觉。
- 可以通过散步等轻度活动缓解饥饿。
- 实在不行，可以吃一根黄瓜、一个西红柿、适量燕麦片等低热量、高纤维的食物抵抗饥饿。

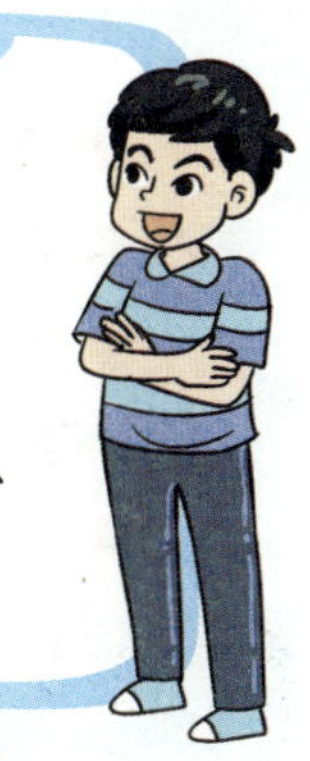

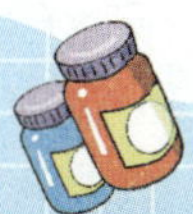

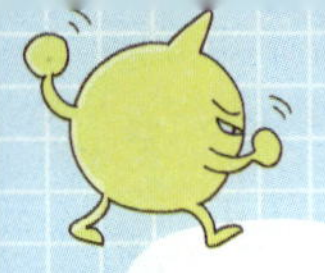
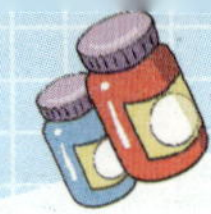
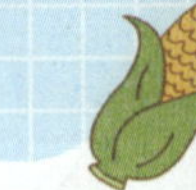

喝水也有学问吗？

喝水可是有大学问呢！水是生命之源，我们不要总是等到口渴了才喝，因为那时身体已经非常缺水啦，最好养成定时喝水的习惯。喝水时不要咕噜咕噜猛灌，而是要一口一口慢慢喝。

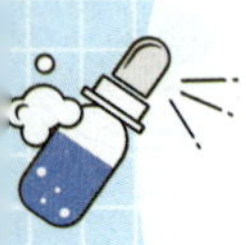
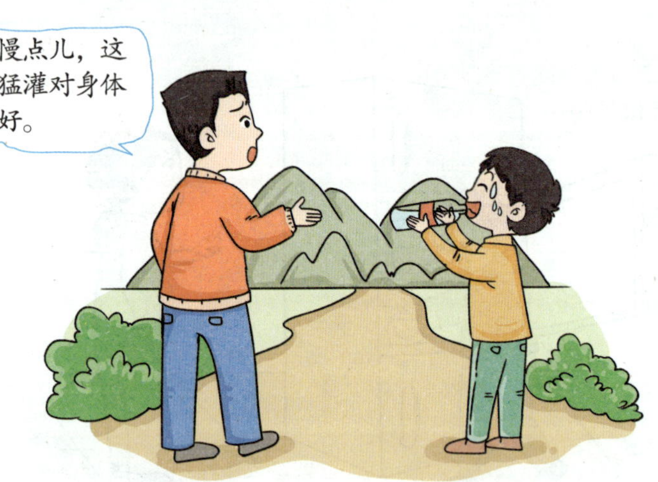

此外，早上起来喝一杯水，能够唤醒我们的身体；睡前喝一杯水，能加快新陈代谢；运动前后要注意饮水，补充流失的水分……不过，这里说的都是白开水，可不是指饮料。

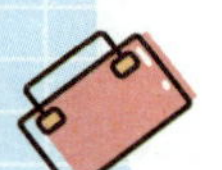

喝水还有哪些学问？

- 喝水不是越多越好，患有一些特殊疾病的人水喝多了还可能“水中毒”。
- 桶装水开封7天以后，菌落数就开始超标了，不建议再喝。
- 不要喝太凉或太烫的水，否则可能影响肠胃、食道乃至心脏等器官的健康。

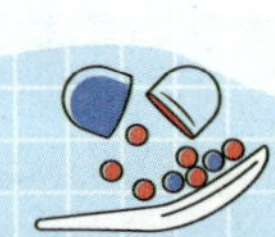
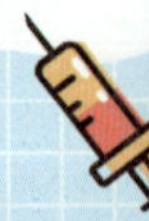

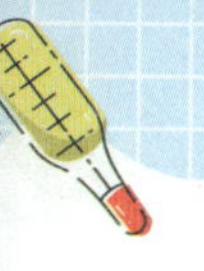

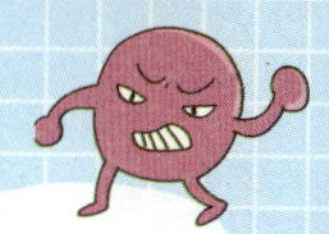

为什么不能拿饮料当水喝？

现在很多人饮料不离口，长此以往，危害很多。因为许多饮料含有糖，容易让人产生龋齿，还可能引发糖尿病、导致肥胖；一些饮料中还含有很多添加剂，像防腐剂、色素、香精等，超过安全剂量就会危害身体；有的饮料中含有咖啡因、酸性成分等，喝多了会使肾脏负担加重，甚至产生心悸等症状。

啊！好痛！
叫你别喝那么多饮料，多喝白开水，就是不听！

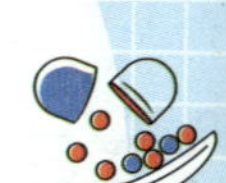

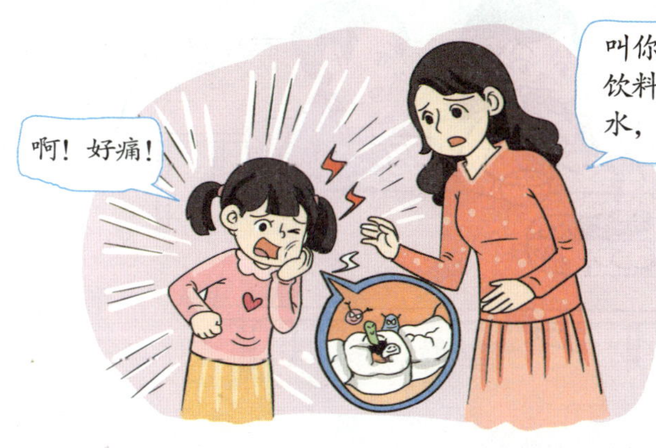

而水成分纯净，不含糖和添加剂，零热量，不会使人发胖或产生其他健康问题。适量喝水可以帮助身体维持正常的代谢和排毒等功能，是最天然的补水方式。所以，生活中我们应尽量多喝水，少喝饮料。

远离饮料、爱上喝水方法多

- 学习一些健康知识，了解多喝饮料的坏处。
- 当想喝饮料时，转移注意力，如玩玩具等。
- 主动养成喝水的习惯，如早起、课间休息时喝水。

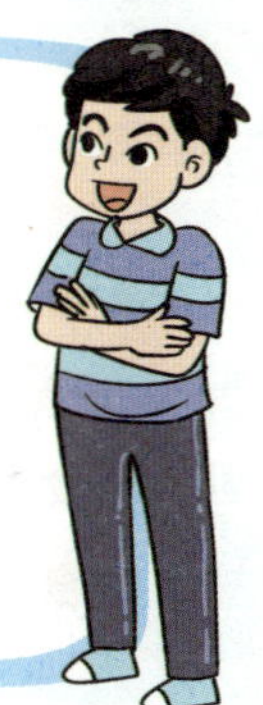

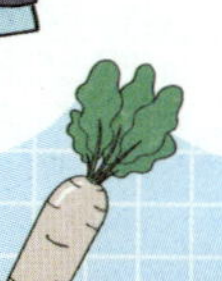

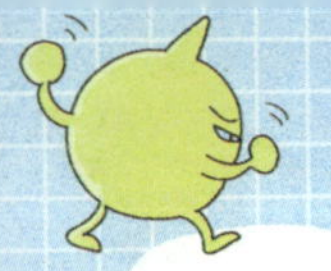
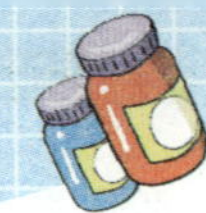
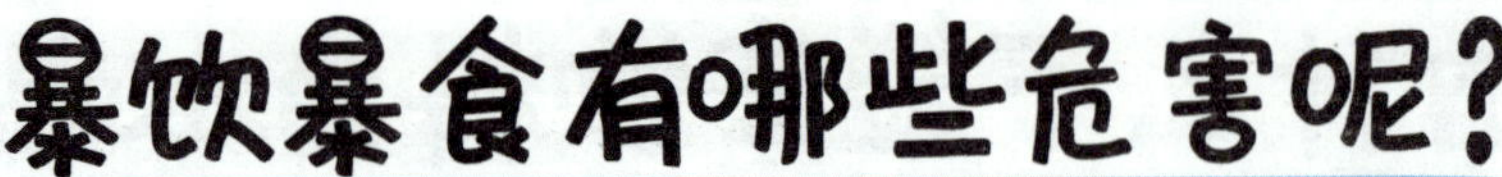

暴饮暴食有哪些危害呢？

暴饮暴食主要表现为吃东西无节制，饿了吃，不饿也吃，吃到肚子撑得圆圆的还想吃。这是一种不良的饮食习惯，会给身体带来诸多危害。最常见的就是出现消化不良、肠胃疾病等，还容易变成“小胖墩儿”。

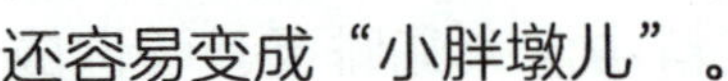

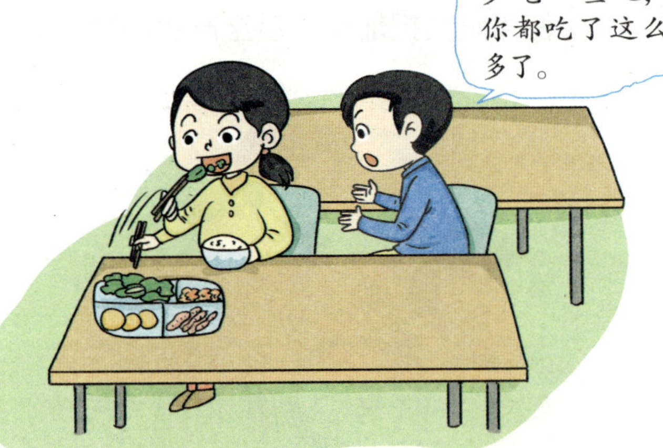

暴饮暴食之所以危害这么大，主要是因为它会严重增加肠胃的负担，还可能损伤胃肠道的防御机制；而过量摄入食物，其中的糖分、脂肪，也容易让人发胖。

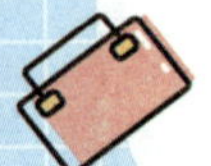

健康的饮食习惯

- 吃饭的速度要放慢，细嚼慢咽，每口饭都多嚼几下。
- 不要看见喜欢的食物就吃个不停，不喜欢的食物碰都不碰。
- 无论吃饭还是喝水，都要定时定量。

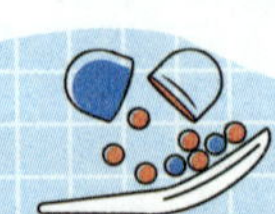
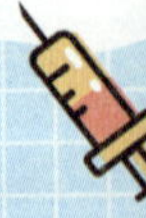

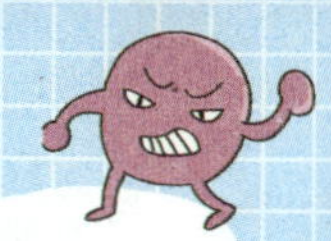

怎样避免变成“小胖墩儿”？

你有没有发现，无论是社会上还是学校里，“小胖墩儿”越来越多了。肥胖不仅影响体态，还会危害身体健康，影响正常的生长发育。

哎呀，我跳了多少下了？我数乱了。
105 下了！我是不会乱的，因为我要比你多跳一个，106、107……

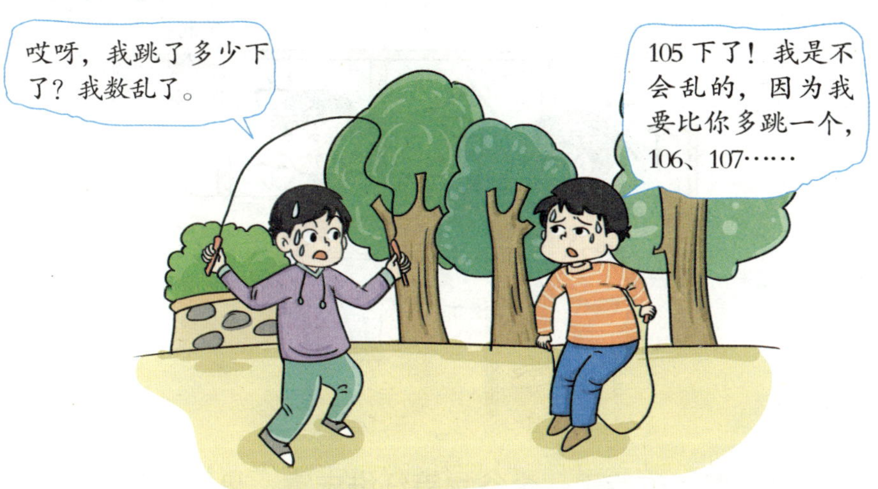

不想变成“小胖墩儿”，关键就是保持均衡饮食与适量运动。我们要多吃蔬果、谷物，少吃油炸食品和甜食；早睡早起，坚持进行跑步、跳绳、游泳等运动。只要保持健康的生活习惯，自然也就能保持良好的体态。

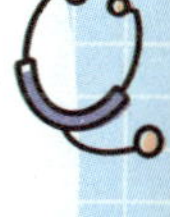

“小胖墩儿”危害知多少

- 容易遭到嘲笑乃至欺凌，影响心理健康。
- 容易影响生长发育，甚至影响长大后的生育功能。
- 容易患上呼吸系统疾病、骨关节疾病、心脏疾病等。

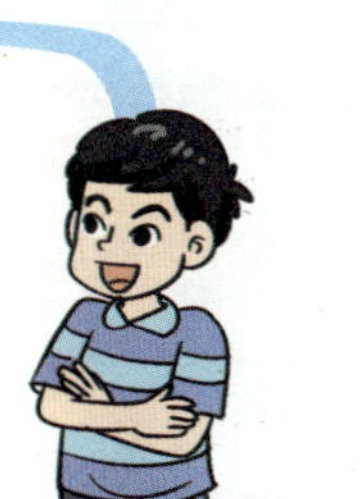

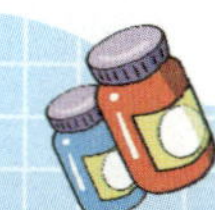

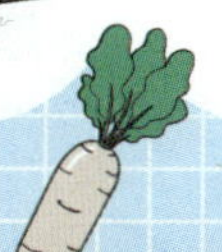

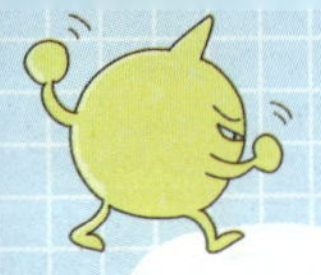

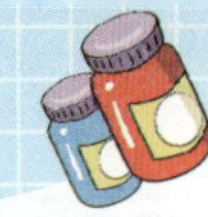

怎么吃能轻松变瘦？

如果我们对自己的体重不满意，不用每天忍饥挨饿，只要吃对了，再配合合理运动，就能瘦下来。

丁丁，你不是在减肥吗，怎么吃上鸡腿了？
这是我妈妈奖励我的，说偶尔吃一个炸鸡腿对减肥影响不大。
校食堂

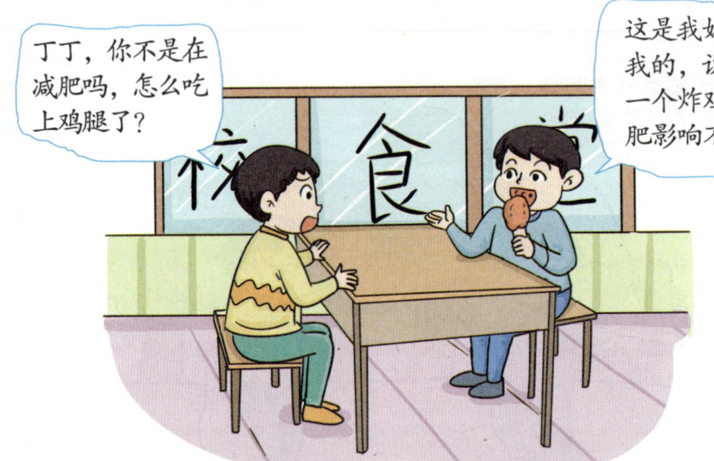

我们要多吃蔬果、全谷物等纤维丰富、热量低的食物。为了保证蛋白质的摄入，还要适当吃瘦肉、鱼类，并摄入一定量的低脂乳制品。对于高糖、高盐、高热量食物，一定要敬而远之。只要坚持控制热量，每周保证一定的运动量，健康瘦身不是梦！

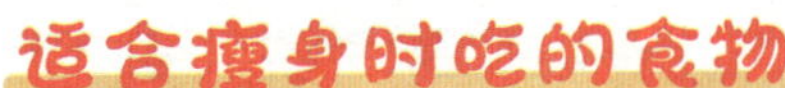

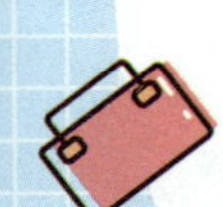

适合瘦身时吃的食物

- 主食：全麦面包、糙米、燕麦片、土豆、南瓜等。
- 蔬果：绿叶蔬菜、黄瓜、西红柿、草莓、蓝莓、橙子等。
- 其他：鸡肉、鸡蛋、鱼、虾、牛奶、酸奶、橄榄油等。

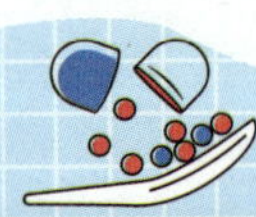

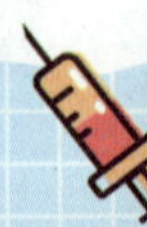

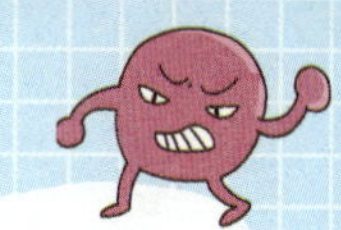

为什么减肥不能过度节食？

有的人为了减肥，过度节食，每天只吃一点点东西。短期来看减肥效果不错，但长此以往可能对身体造成无法挽回的损伤。

小花，那个姐姐看起来很虚弱，她怎么了？
估计是血糖过低，太饿了吧！

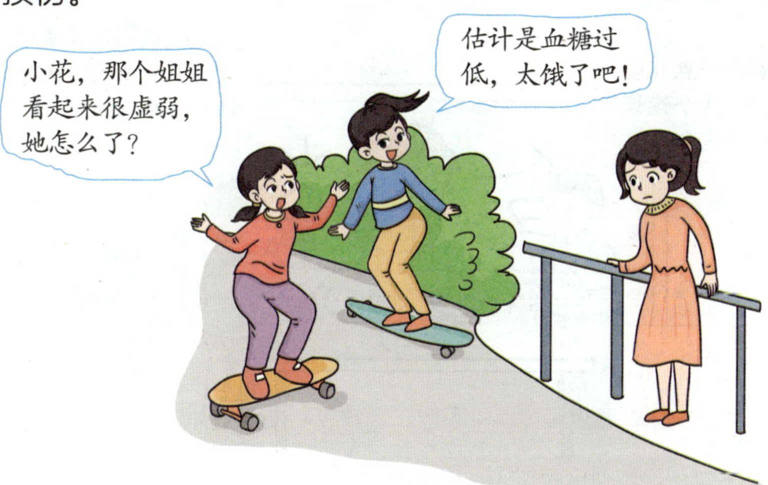

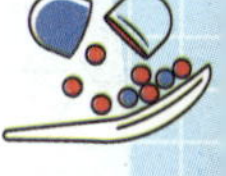

过度节食会营养不均衡，让身体变得虚弱，还可能引发一些疾病，如免疫力下降。而且，通过节食瘦下来，会让身体的基础代谢率下降，导致身体需要更多能量，进而报复性进食，很难坚持太久，并会出现体重反弹，甚至比减肥前更胖。

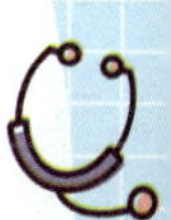

适合儿童的减肥方式

- 在营养均衡的前提下控制饮食。
- 每天进行至少 1 小时的中高强度活动，如慢跑、游泳、跳绳等。
- 保证充足睡眠，养成良好的生活习惯。

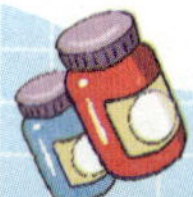

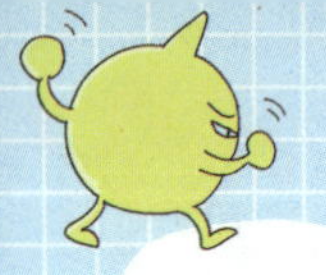

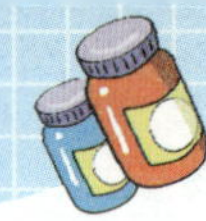

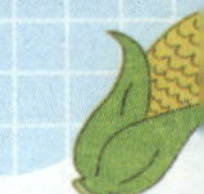

粗粮怎么吃最健康？

很多人无论是否有减肥需求，都已经认识到了粗粮的价值。粗粮含有丰富的营养成分，特别是膳食纤维，能够帮助肠道蠕动、控制血糖等。

给我一点儿尝尝！这个馍馍怎么这么黑？
这是我妈妈用荞麦面做的。别急啊，大家都有份儿，好吃着呢！

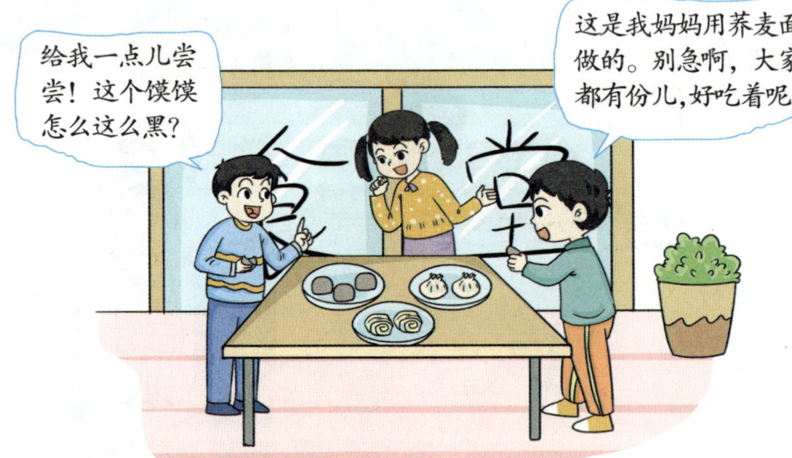

粗粮要想吃好，也有讲究，最好注意粗细搭配。例如，把粗粮做成粥，搭配蔬果、瘦肉、牛奶等营养丰富的食品。也可以直接把粗粮做成糕点、馒头等，这就是“粗粮细作”。此外，粗粮纤维高易口渴，要注意补充水分。

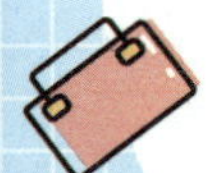

粗粮都有哪些？

- 谷物类：玉米、小米、糙米、高粱、藜麦、燕麦、荞麦等。
- 豆类：黄豆、绿豆、红豆、黑豆、蚕豆、鹰嘴豆等。
- 块茎类：土豆、红薯、紫薯、山药、芋头等。

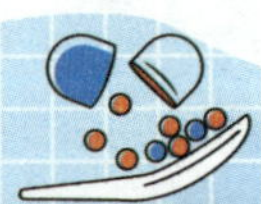

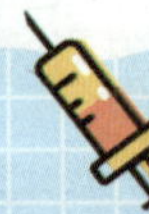

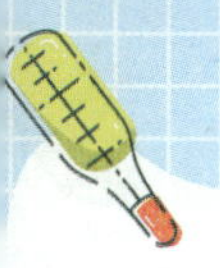

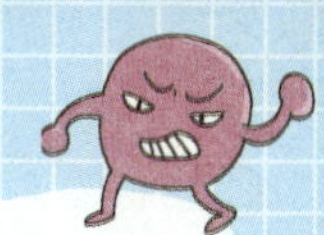

吃什么有助于长高？

想要长得高，除了遗传因素的影响外，对食物的选择也很重要。吃对食物，再加上充足的睡眠和适当的运动，我们就会像雨后的春笋一样，噌噌地往上长。

哈哈，我又长高了3厘米！
哥哥，你都要比这长颈鹿高了，就是脖子没有长颈鹿的长！

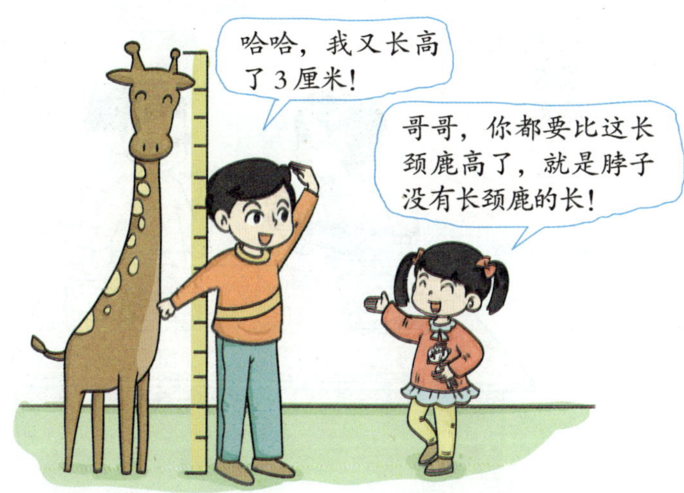

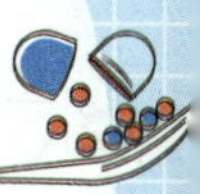

牛奶是帮助我们长高的“魔法药水”，因为牛奶里的蛋白质能为我们的身体“添砖加瓦”，其中丰富的钙则能让我们的骨头变得强壮。豆类、鸡蛋也是我们补充优质蛋白质的理想选择。新鲜蔬菜、水果里的维生素、微量元素，都是不可或缺的“助长小精灵”。

还有哪些有助长高的食物？

- 牛肉、羊肉、鸡肉等，都是营养的优质来源。
- 豆腐、鱼、虾等，富含蛋白质与钙。
- 海带、紫菜、菌菇等，富含矿物质，有助于骨骼的生长发育。

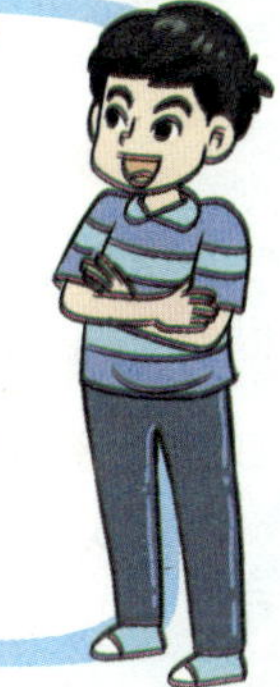

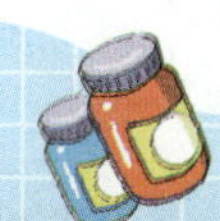

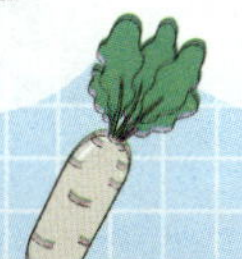

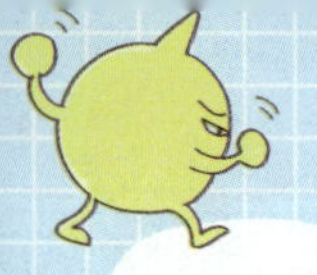

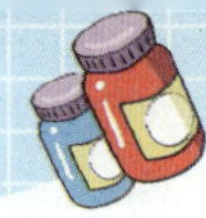

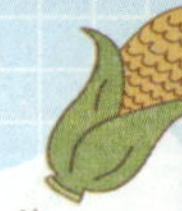

人能完全吃素吗？

我们的身体正在发育，只有营养全面，才能实现均衡、全面的发展，长得更高、更强壮、更聪明。如果完全吃素，营养难免单一，对成长是不利的。

欣欣，你光吃菜不吃肉，营养太单一了。
唉，我知道，但是我不喜欢吃肉嘛。

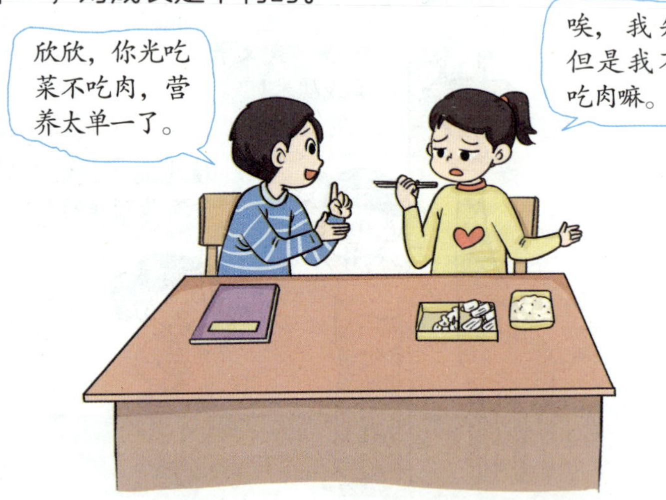

蔬菜和水果能够提供维生素、微量元素和膳食纤维，但维持生长发育还需要补充足够的脂肪、蛋白质、氨基酸等营养物质，仅靠蔬菜和水果就显得匮乏了。所以，最好荤素搭配，均衡摄入各类营养素，只有这样才能保持身体健康。

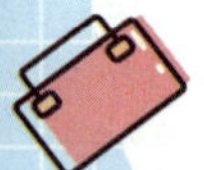

肉类含有的营养

- 优质蛋白质，是构成人体细胞的重要组成部分。
- 维生素和铁、锌等微量元素，不可或缺。
- 脂肪和胆固醇也是不能缺少的，但也不要摄入过多。

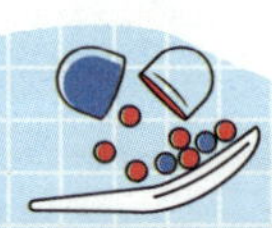

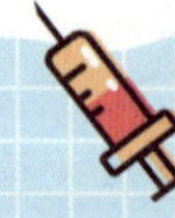

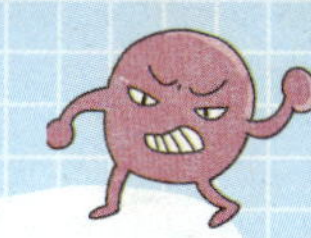

隔夜菜到底能不能吃？

生活中难免会有一些剩菜剩饭，扔了觉得浪费，隔夜再吃又害怕对身体不好。隔夜菜到底能不能吃呢？这要看具体情况而定。

儿子，看看菜凉透没，凉透了就放进冰箱。
凉透了，我这就放冰箱。

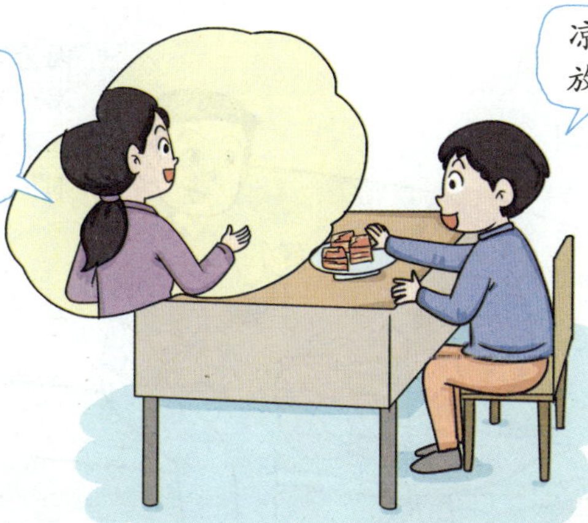

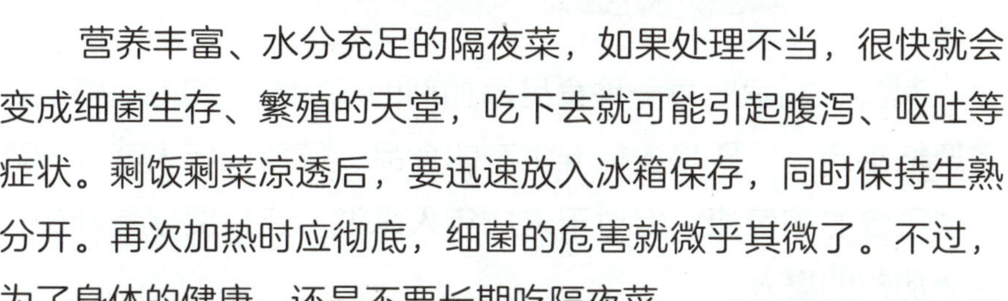

营养丰富、水分充足的隔夜菜，如果处理不当，很快就会变成细菌生存、繁殖的天堂，吃下去就可能引起腹泻、呕吐等症状。剩饭剩菜凉透后，要迅速放入冰箱保存，同时保持生熟分开。再次加热时应彻底，细菌的危害就微乎其微了。不过，为了身体的健康，还是不要长期吃隔夜菜。

这些隔夜菜最好不要吃

- 炒绿叶蔬菜和凉拌菜现做现吃，不要隔夜。
- 加工后的鱼、虾、蟹、豆类等蛋白质含量高，容易变质。
- 银耳、蘑菇等硝酸盐含量高，长时间放置容易还原成亚硝酸盐，造成身体不适。

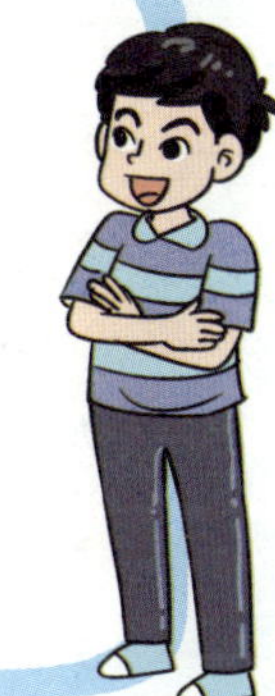

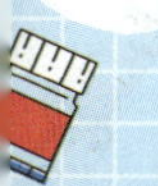

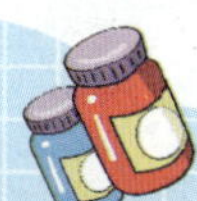

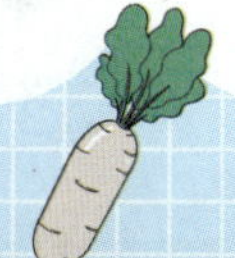

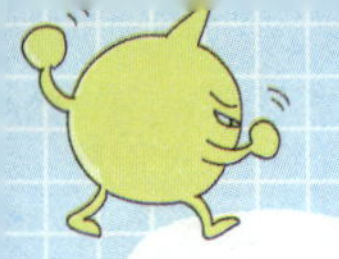

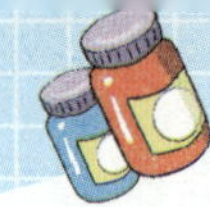

食品添加剂真的那么可怕吗？

食品添加剂多种多样，有的能改善食品品质，有的能提升色、香、味，有的能防腐……很多食品添加剂有毒，因此，有人担心食品添加剂会危害身体健康是很正常的。

哇，这食品添加剂也太多了吧！
因为国家规定所有的添加剂都要写出来，如果只写“食品添加剂”，就短多了。

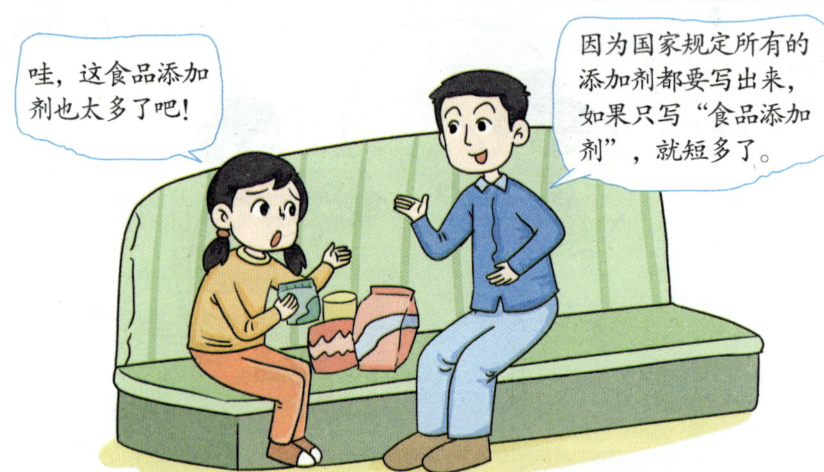

其实，国家对每一种食品添加剂的添加剂量和范围都进行了严格限定。只要是按标准生产的食品，健康成年人就算一直吃也不会影响健康。但对于未成年人来说，还是要尽量减少食品添加剂的摄入。

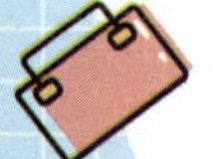

常见的食品添加剂

- 防腐剂：苯甲酸钠、山梨酸钾等。
- 着色剂：胭脂红、柠檬黄等。
- 增味剂、增稠剂：谷氨酸钠、呈味核苷酸二钠、卡拉胶、单双甘油脂肪酸酯等。
- 甜味剂、酸味剂：甜蜜素、柠檬酸、乳酸等。

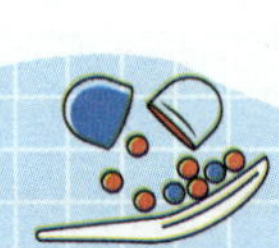

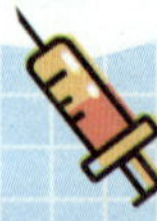

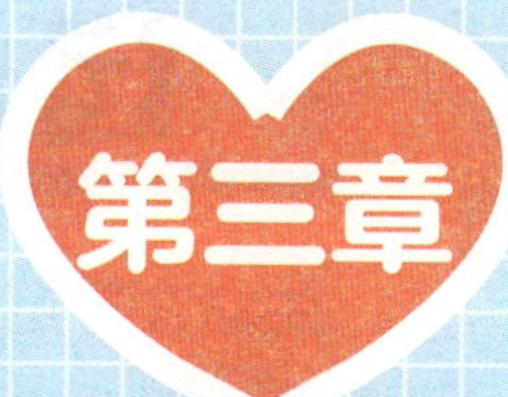

坚持运动身体好

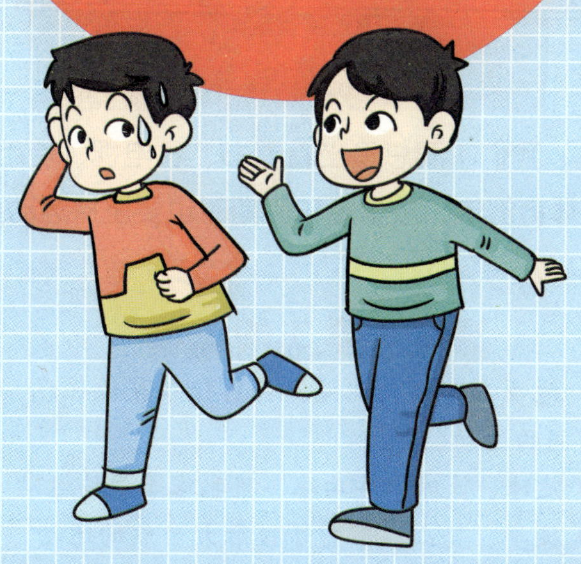

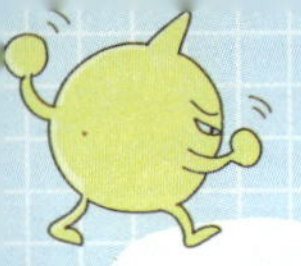

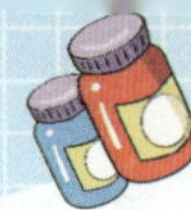

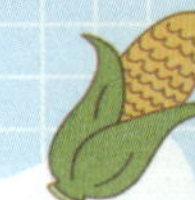

运动有哪些好处？

生命在于运动！适当运动，能让我们的骨骼、肌肉变得强壮，远离近视、肥胖困扰，增强心肺功能、身体免疫力，不易生病；同时，能帮助我们保持身材苗条，使身体更灵活；还能帮助我们释放压力，增强自信，改善睡眠质量……总之，运动的好处真的太多了。

课间你不运动一下，上课更没有精神。
我没精神，不想动。

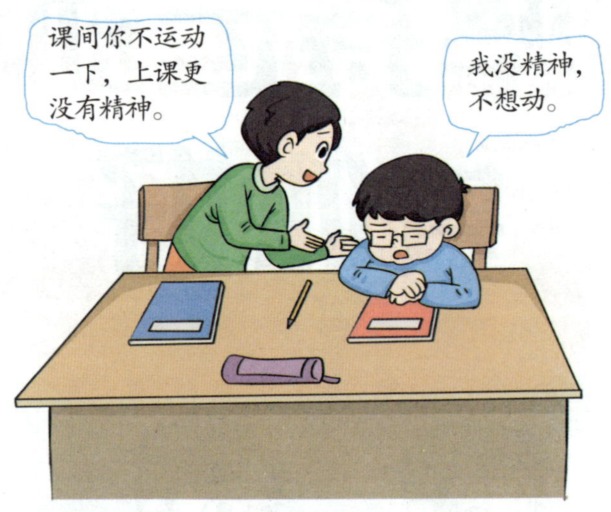

因此，我们不要总是坐着看书、看电视、使用电脑，每天都要进行体育锻炼，放学后和假期时也要坚持运动。

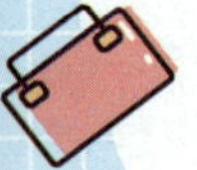

适合小学生的运动

- 跑步、游泳、跳绳、骑自行车等低强度、长时间的运动。
- 足球、篮球、乒乓球、羽毛球等竞技运动。
- 徒步、登山、攀岩等接触大自然的运动。

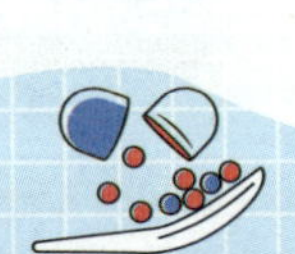

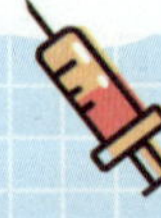

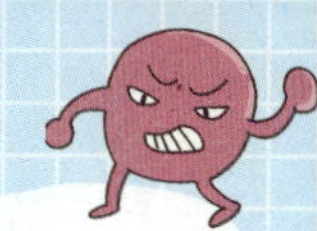

什么是有氧运动和无氧运动？

有氧运动是指强度适中、持续时间长、氧气供应充分的运动。有氧运动能锻炼心肺功能，还能让脂肪持续燃烧。常见的有氧运动有慢跑、游泳、骑自行车、跳健身操等。

那个姐姐进行的是有氧运动，那个哥哥进行的是无氧运动。

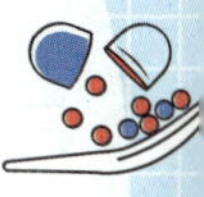

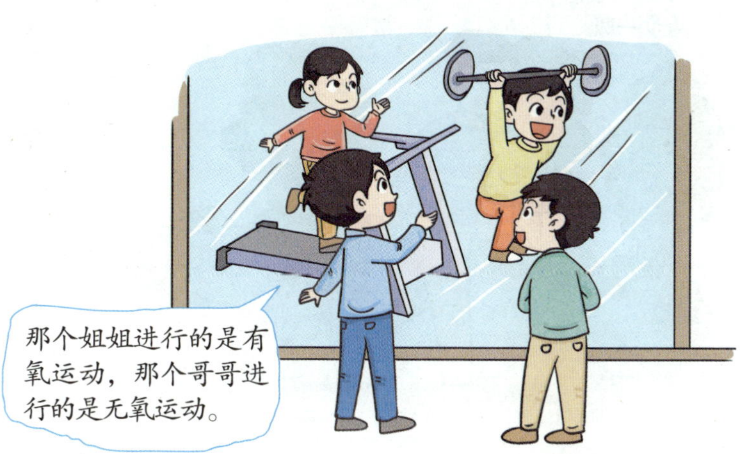

无氧运动是指强度大、时间短、氧气供应不足的运动。无氧运动主要锻炼肌肉力量和爆发力，常见的有短跑、举重、跳高、俯卧撑、肌力训练等。

小学生运动原则

- 全面性：要合理安排各项活动，让身体全面系统地发展。
- 渐进性：运动量的增加要循序渐进，不能急于求成。
- 持续性：运动要持之以恒，不能三天打鱼，两天晒网。

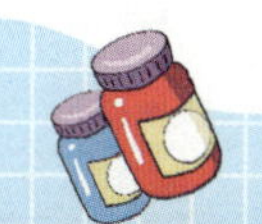

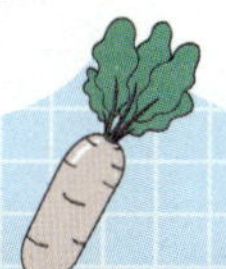

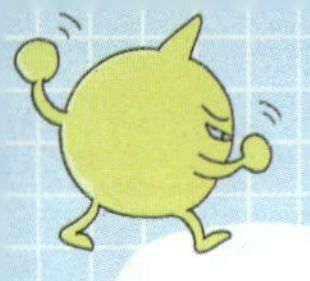
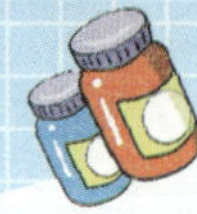

正确的跑步姿势是怎样的？

正确的跑步姿势，不仅能减少对体能的消耗，还能减少对关节的冲击，降低运动损伤的风险。

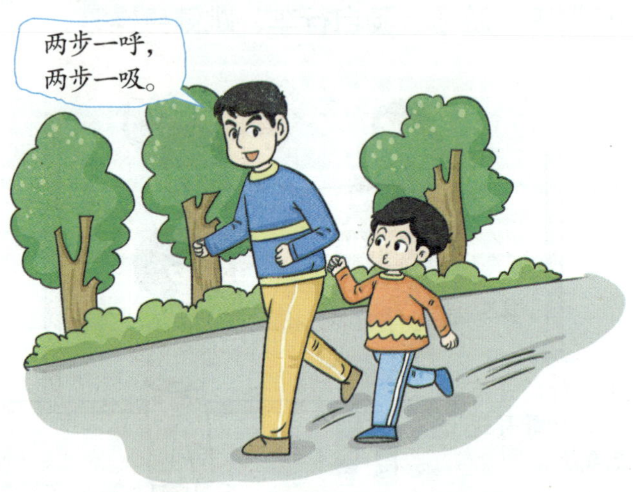

正确的跑步姿势是：身体保持正直，抬头目视前方，保证由脊椎承担大部分身体重量；肩膀和手臂要放松，手臂与身体保持一点儿距离，并配合脚步前后摆动，就像小钟摆一样有节奏；脚落地的时候要轻，要正好在膝盖的正下方，并保持膝盖微弯。同时，注意呼吸技巧，深呼吸，用鼻子吸气，用嘴巴呼气。

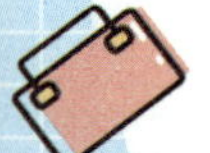

跑步注意事项

- 跑步前，要确认没有感冒、发烧，也没有患心脏病等不适宜运动的疾病。
- 跑步前要充分热身与拉伸。
- 跑步时要控制强度和距离，应根据身体状况合理安排。

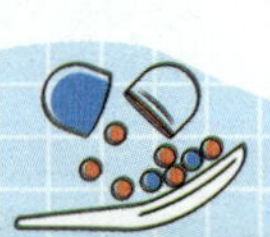
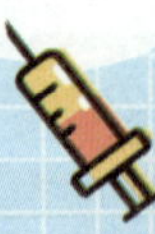

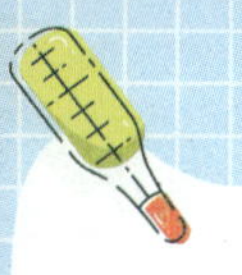
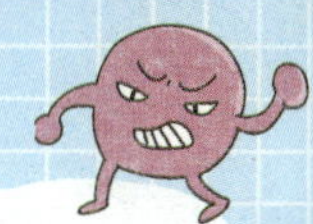

跳绳对身体有什么好处？

跳绳可是一项很棒的运动，特别适合少年儿童。跳绳时，我们手脚并用，心脏也像小鼓一样有力地跳动，身体的协调性、平衡感、免疫力和心肺功能等都能得到有效的锻炼。

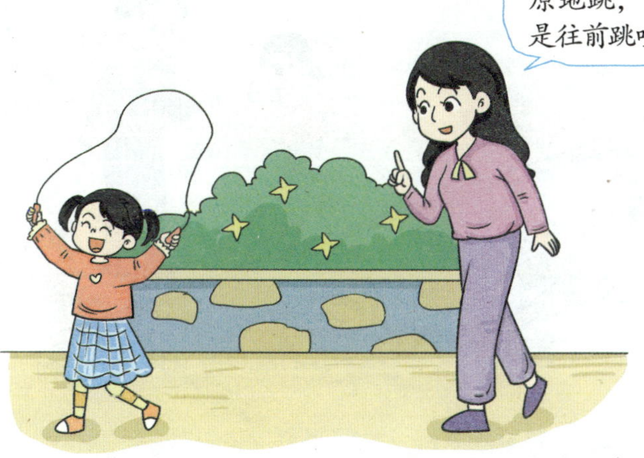

不仅如此，跳绳还能高效燃烧卡路里，帮助我们快速瘦身；能够加速胃肠道蠕动，促进消化；还能促进我们的骨骼成长，预防骨质疏松。坚持跳绳，可以让我们的身体更健康，更强壮。

跳绳的要领

- 选择适合自己的跳绳长度。
- 跳起时，身体不要过度弯曲，用手腕带动绳子。
- 用前脚掌起跳，膝盖微屈，保持稳定的节奏，注意呼吸。

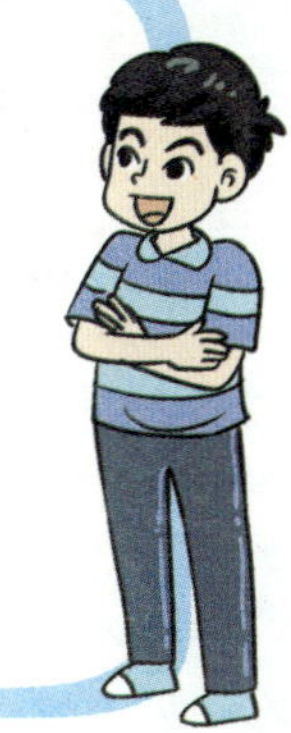
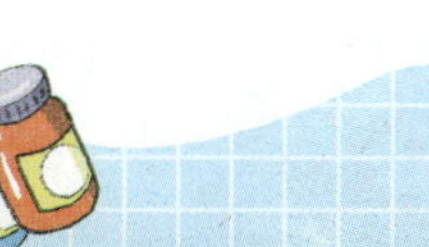
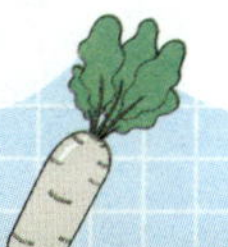

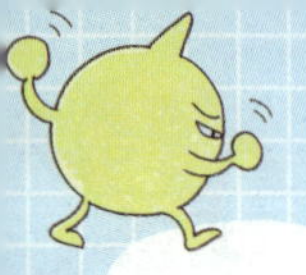

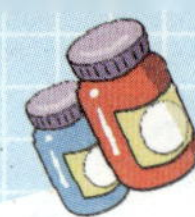

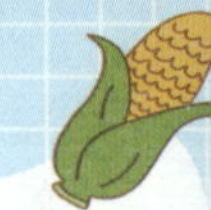

游泳对身体有什么好处？

游泳不仅是一项必备的生存技能，也是一种对身体好处多多的运动。水的浮力让我们既能获得很好的锻炼效果，又不会对关节造成较大的负担，真是一举两得。

蛙泳动作简单，速度慢；仰泳难掌握一点儿，但是适合长距离游泳。你想学哪个？

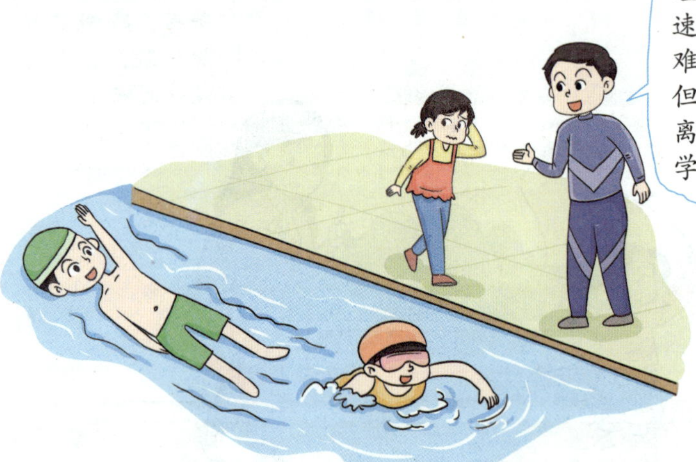

在游泳时，我们全身的肌肉都能得到锻炼，变得更加紧实有力，线条也变得更加完美。游泳时需要不断调整呼吸，这锻炼了我们的心肺功能。游泳还有助于缓解压力，改善睡眠。

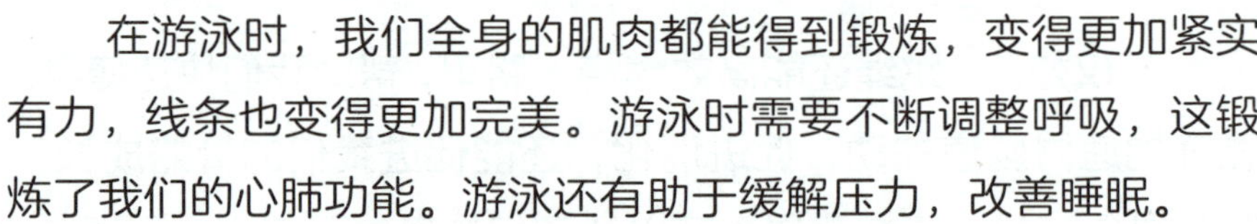

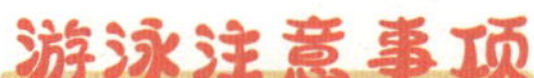

游泳注意事项

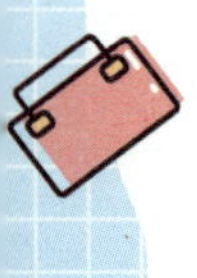

- 要带上适合的漂浮装置，在有救生员的浅水区游。
- 游泳前肚子不饿也不饱胀，入水前要热身。
- 在游泳过程中要适当休息，避免体力透支。

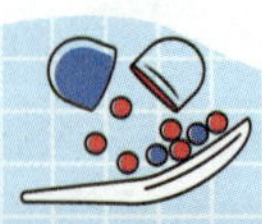

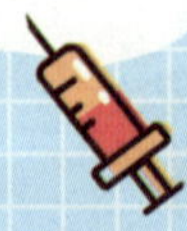

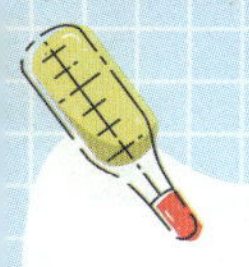

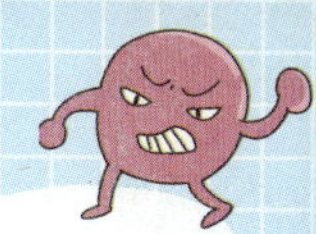

登山要注意哪些事项？

登山能够锻炼我们的身体，提高心肺功能和免疫力，还能锻炼我们的毅力和勇气。不过，登山必须做好安全防护，牢记注意事项。

妈妈，那里好漂亮，我要到那里拍照。
乖，那里不安全，站在这里拍一张就好了。

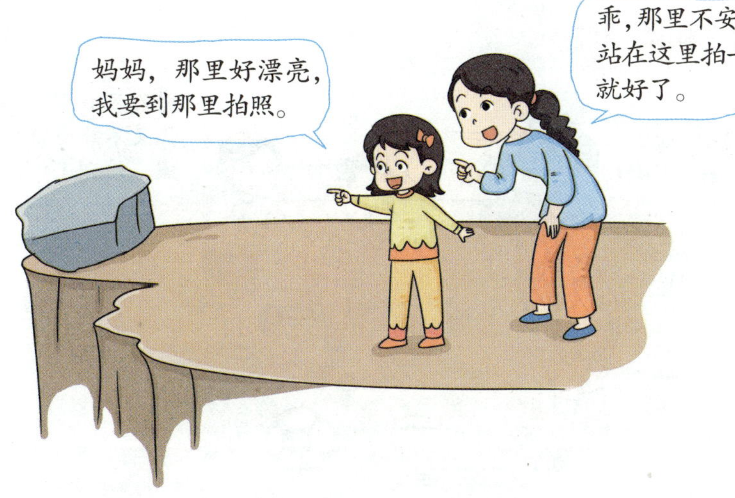

我们不要在恶劣的天气登山；不要独自登山，要有家长或老师带领；要合理选择登山路线，不去难度太高的路线，更不要去未开发区域，在山上不要乱跑；要穿上舒适的运动鞋，戴上太阳帽；带好水和适量食物。

适合小学生爬的山

- 交通便利，减少时间成本以及长途跋涉的疲惫感。
- 有较为平缓的坡度和明确的登山路线。
- 有良好安全记录和安全设施的山。

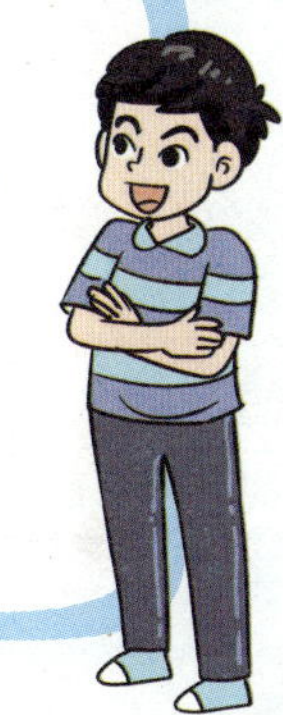

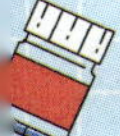

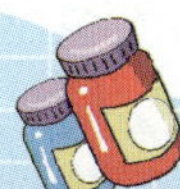

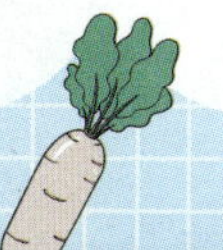

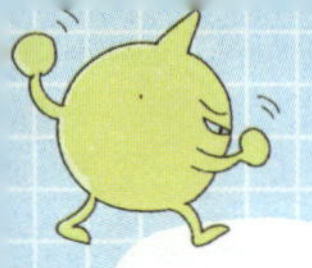

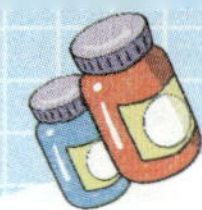

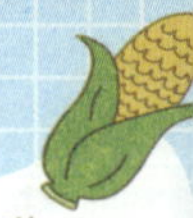

运动前热身为什么重要？

运动前热身可以帮助身体适应运动状态，减少运动损伤的风险，提高运动效果。比如热身可以提高体温和肌肉温度，加快代谢，使身体物质供应充足，让肌肉更柔软灵活，增强关节灵活性和柔韧性……

哎哟！
磨刀不误砍柴工！你又不热身就踢球，扭到了吧？

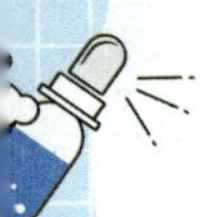

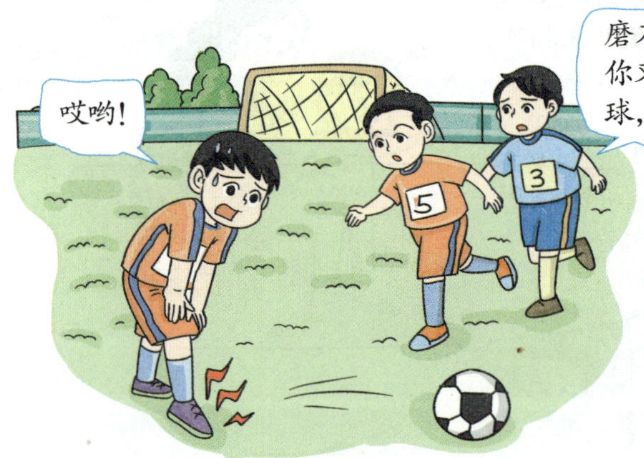

若不热身就运动，肌肉和关节僵硬，身体的反应速度和协调性也可能较差，容易造成肌肉拉伤、扭伤或其他类型的软组织损伤，也容易失去平衡或控制，从而摔倒、跌伤；还会对心血管系统造成较大的应激反应，增加心脏负担，长期下去对血管健康不利；运动表现也会下降。

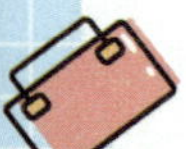

怎样安全有效热身？

- 注意关节的活动范围，避免过度拉伸。
- 不要过度劳累，热身运动不要太激烈。
- 保持良好的呼吸节奏，不屏气或急促呼吸。

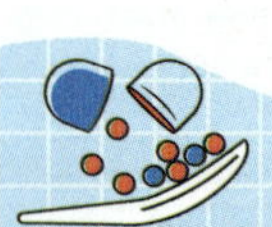

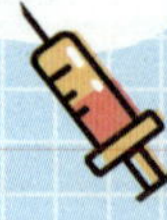

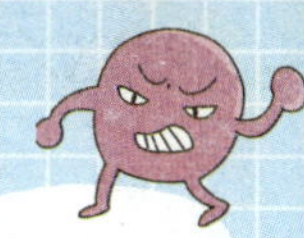

为什么运动后不宜大量饮水？

运动会让我们流汗，消耗身体里的水分，因此很容易口渴。不过，别急着大量饮水，而是要适量、适时地补充水分。这样，才能让运动更轻松，身体更健康。

谢谢你给我送水，我一口气能喝半瓶。
哥哥，妈妈说运动后不能大量饮水，要少量多次喝才对。

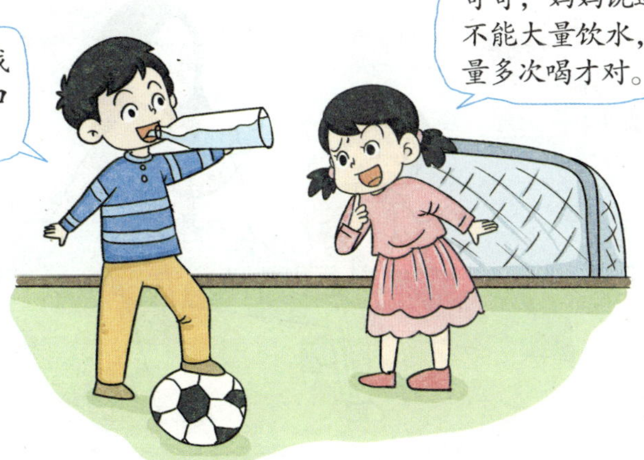

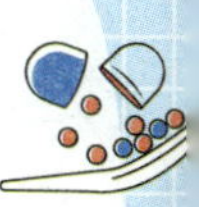

剧烈运动后，人体内的盐分和水分都有所流失，若大量饮水，会使血液中盐的含量降低，导致体内水分和电解质瞬间失衡，影响健康。大量饮水还可能使得大量水聚集在胃肠道中，引发腹胀、腹痛、腹泻、呕吐等不适症状。因此，运动后少量多次补水才是最好的。

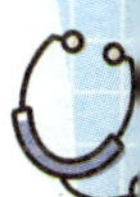

适合运动后喝的饮品

- 白开水永远是补充水分、缓解口渴的理想选择。
- 淡盐水能在运动后补充水分和盐分。
- 低糖或无糖的电解质饮料利于身体复原。

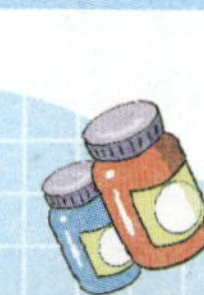

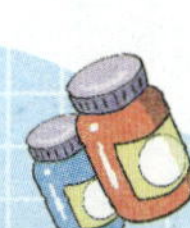

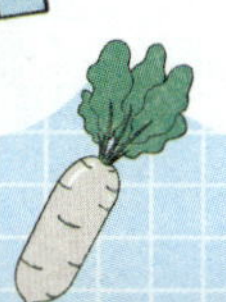

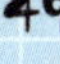

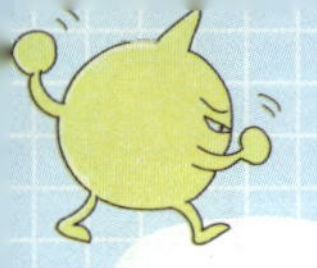
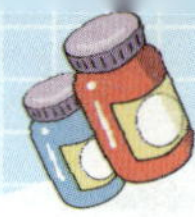
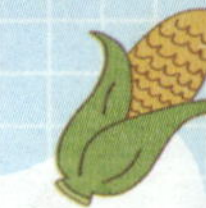

运动后能大吃特吃吗？

运动会消耗很多热量，让我们感到饥饿，但再饿也不能大吃特吃。如果刚运动完就大量进食，会增加身体负担，对身体健康产生不良影响。

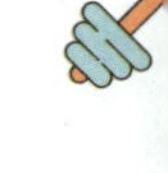

在运动时，大量血液供应给肌肉，留在消化系统特别是胃肠道的血液很少。运动结束后，血液还没流回胃肠道，我们就吃下大量食物，会让肠胃不堪重负，甚至出现腹胀、腹泻等症状。

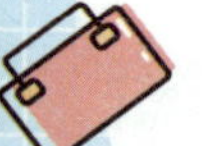

运动后吃什么？

- 香蕉等含钾的食物，能补充随汗液流失的钾元素。
- 鸡蛋、牛奶、全麦面包等，可以补充蛋白质、膳食纤维等营养，补充身体能量。
- 为减轻肌肉酸痛和疲劳感，可以补充适量维生素 C。

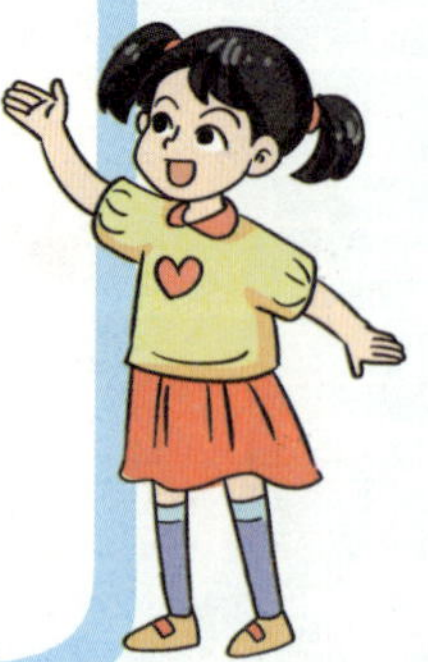

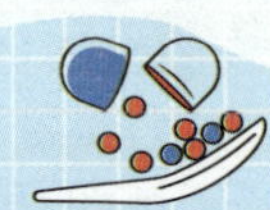
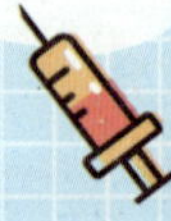

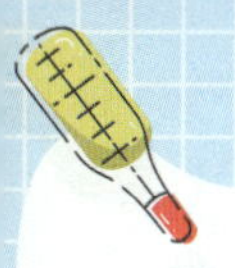
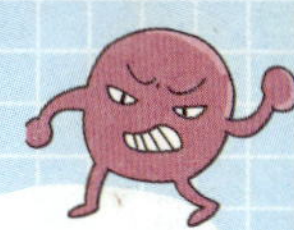

运动后肌肉酸痛怎么办？

运动后肌肉酸痛，其实是正常现象。因为运动时，身体产生的乳酸来不及分解掉，堆积起来就会引起局部肌肉酸痛。有时肌肉出现疲劳和轻微拉伤，也会感觉酸痛。

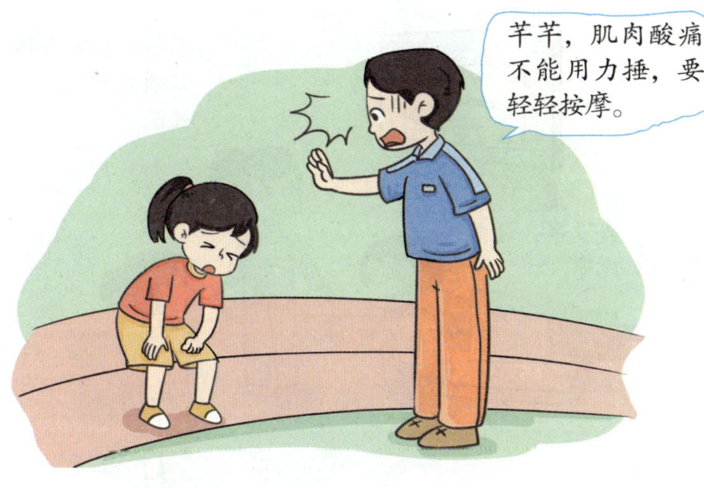

运动后感到肌肉酸痛时，我们可以多休息一会儿，也可以用热水袋或热毛巾进行热敷，加快血液循环；还可以对酸痛部位进行轻柔按摩，有助于放松肌肉，缓解酸痛；适当补充蛋白质，有助于肌肉恢复。如果酸痛感持续不减，就要及时就医了。

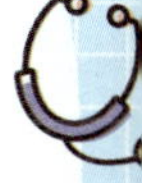

如何尽量避免肌肉酸痛？

- 运动要适量，不要给自己定太高的目标。
- 不要长时间集中用身体某一部位进行运动。
- 运动前后都要进行充分拉伸。

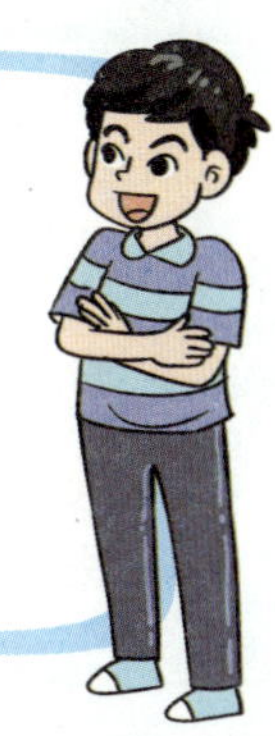

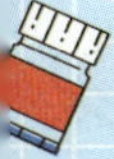
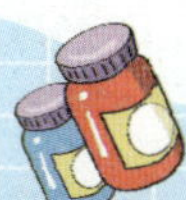
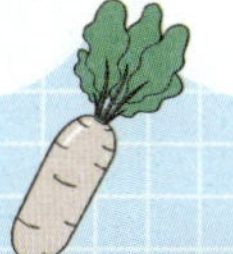

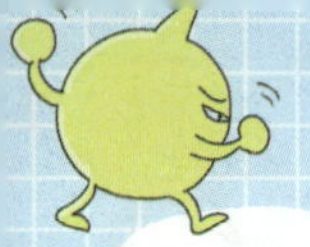

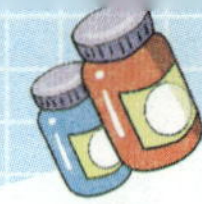

运动时扭伤了应该怎么处理？

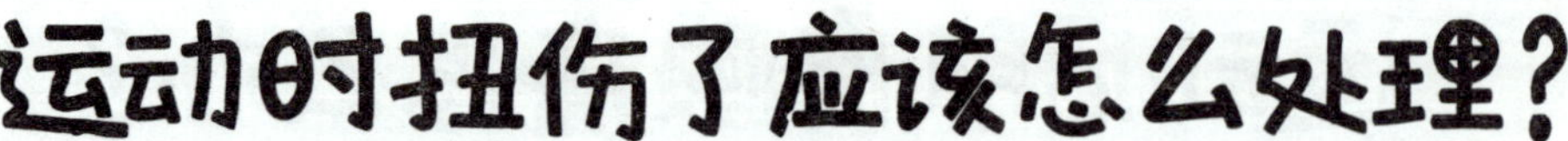

运动通常伴随着一定的风险，其中扭伤较为常见，会出现疼痛、肿胀、活动受限的情况。

扭伤后千万别慌，而是要采取一定措施，加快恢复。

不行，你可能扭伤了，必须立刻休息，我去找校医。
我没事，还能比赛。

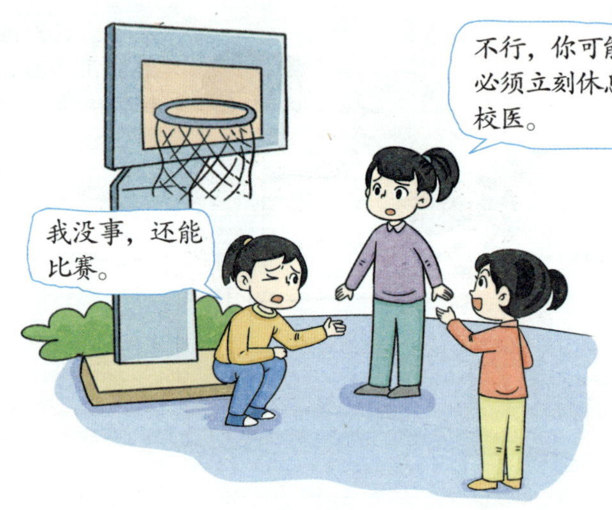

扭伤后必须立即停止运动，否则可能出现二次伤害。第一步，抬高患肢，并立即找到家长、老师或校医，请他们帮助进行冷敷，减轻肿胀和疼痛。第二步，用绷带适度加压包扎，固定伤处。若症状严重或怀疑骨折，应立即去医院检查。

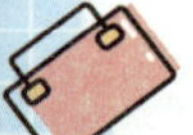

常见的运动损伤

- 拉伤和扭伤，通常是肌肉或肌腱受到损伤。
- 抽筋，多数发生在大腿和小腿。
- 骨折或脑震荡是比较严重的损伤，必须立即去医院治疗。

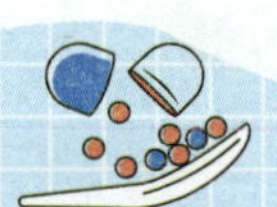

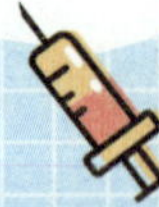

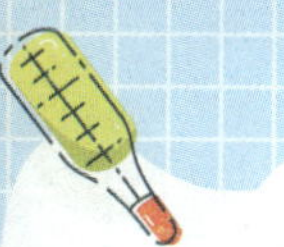
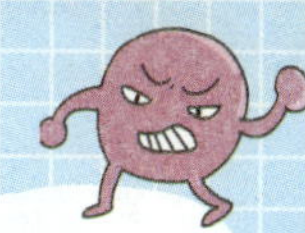

一天中什么时间段运动最好？

一天中运动的最佳时间段是因人而异的，通常是结合自身的生活习惯、健康状况等来选择。而且，运动时间段的选择没太大影响，关键还是要持之以恒。

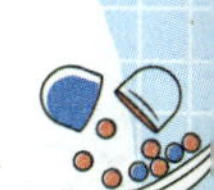

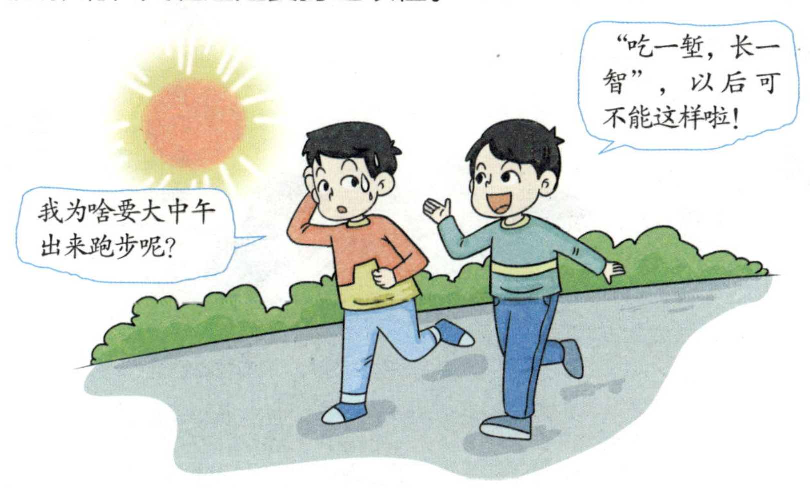

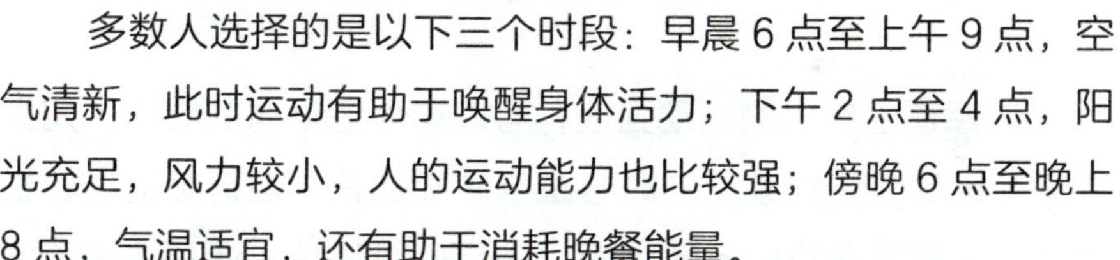

多数人选择的是以下三个时段：早晨 6 点至上午 9 点，空气清新，此时运动有助于唤醒身体活力；下午 2 点至 4 点，阳光充足，风力较小，人的运动能力也比较强；傍晚 6 点至晚上 8 点，气温适宜，还有助于消耗晚餐能量。

什么情况下不适合运动？

- 吃得饱饱的，一定不要立即运动，以免引发胃部不适。
- 情绪波动大或过于疲劳，也不要运动。
- 正午阳光直射时和临睡前，都不是运动的好时段。

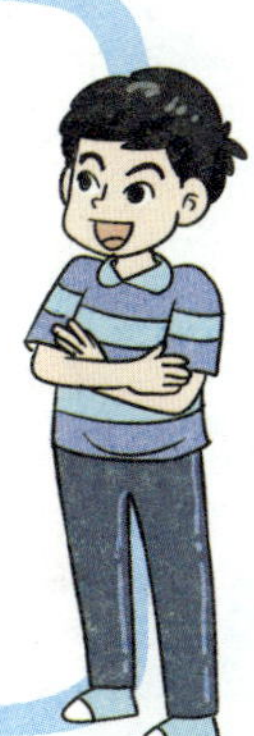

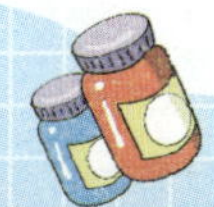
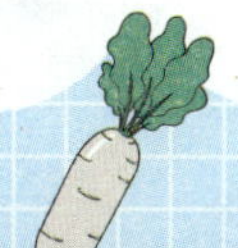

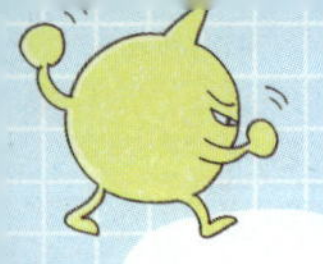

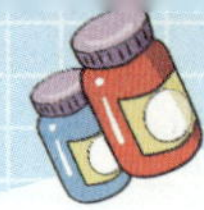

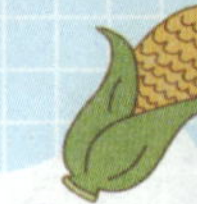

运动强度越大越好吗？

很多人为了追求运动效果，觉得运动强度越大越好，这是不科学的。运动强度最重要的是适中、合理。根据自己的感受和身体状况来选择运动强度，才能既达到锻炼目的，又不给身体造成过重的负担。

妈妈，我要挑战一下自己的极限。
不行，你已经跑五圈了，不要运动过度。

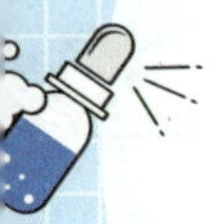

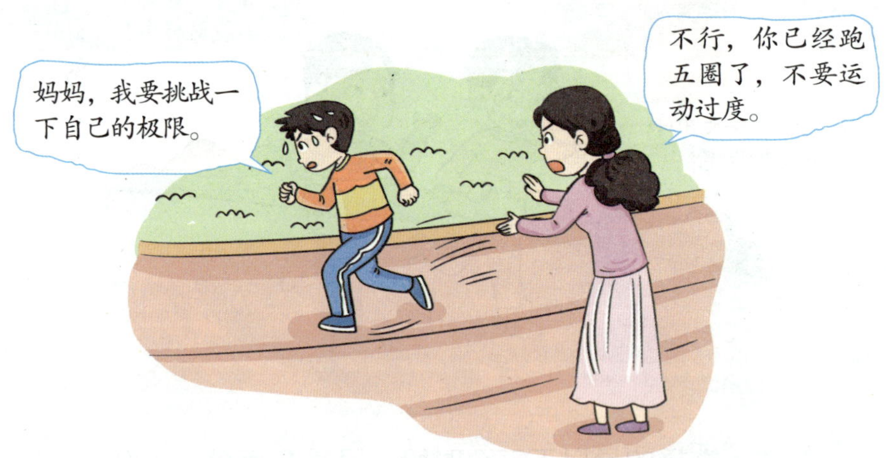

选择适合自己的运动强度，可以参考运动时的心率。如果我们在运动时觉得累，同时心跳与呼吸加快，但仍然能够轻松讲话，这就是适宜的运动强度。一旦心跳过快，话都快讲不出来了，就说明运动强度超标了，必须适当减少。

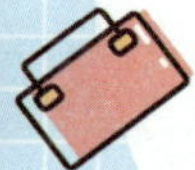

运动过度的表现

- 头晕、心慌，精神都变得无法集中。
- 恶心想吐，看到喜欢吃的东西也不想吃了。
- 运动产生的疲劳感，一连持续好几天。

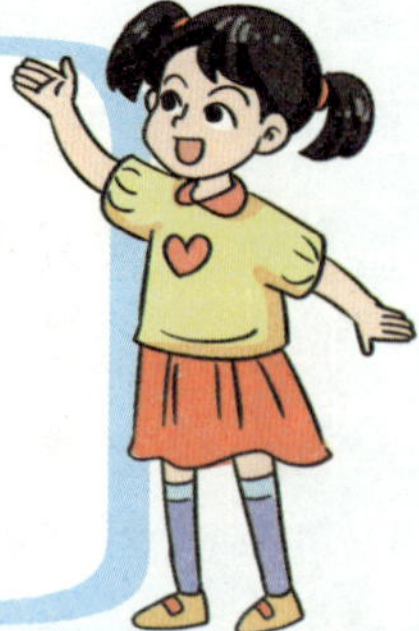

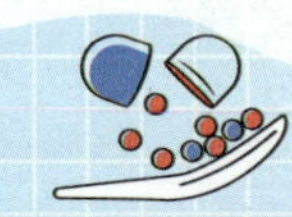

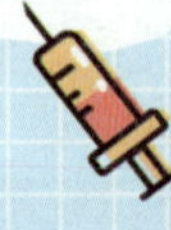

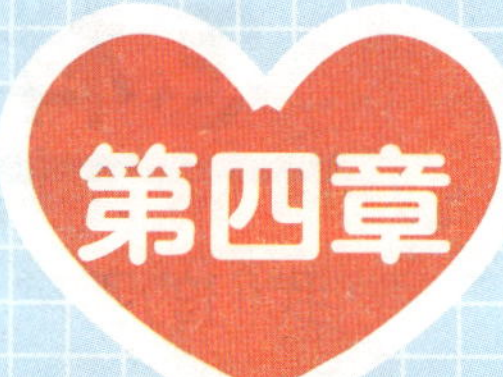

健康习惯要保持

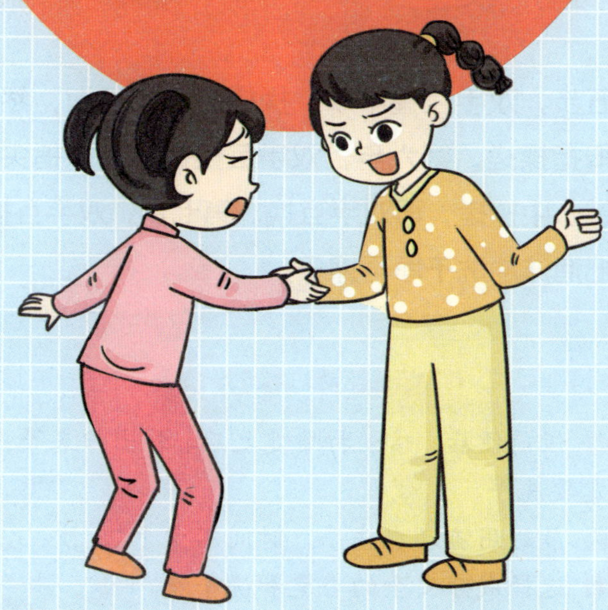

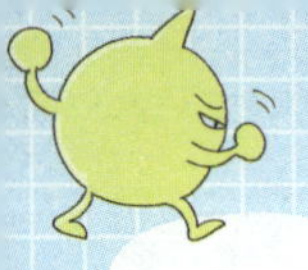

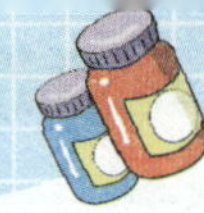

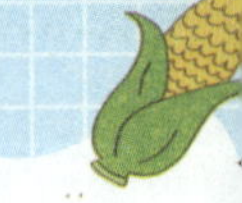

怎样正确规范地洗手？

我们的手常会粘上细菌、病毒、化学物质等，把手洗干净能有效防止疾病传播。七步洗手法，是公认的规范方法。第一步，先把手完全淋湿或浸湿。第二步，抹上肥皂或洗手液，并拢手指，掌心相对，揉搓出泡沫。第三步，手心搓手背，五指交叉反复揉搓后，双手交换。第四步，掌心相对，五指交叉相互揉搓。第五步，双手互握半拳，揉搓关节和手指，然后一手握住另一手拇指揉搓。第六步，双手互换搓洗后，指尖聚拢，放在另一手掌心中揉搓，再双手互换。第七步，双手互换清洗手腕，用流水把泡沫冲洗干净再擦干。

我讨厌用洗手液！哼！
你刚刚和狗玩，一定要把手洗干净，不然容易把细菌吃到肚子里。

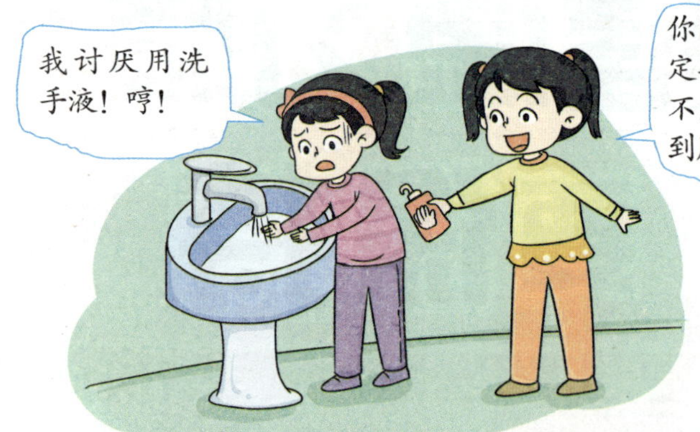

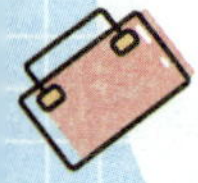

正确洗手有讲究

- 饭前便后、咳嗽打喷嚏之后、外出归来等，一定要洗手。
- 最好用流动水洗手。时间不少于 20 秒。
- 选择成分安全的香皂和洗手液。

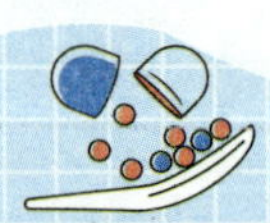

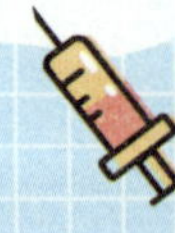

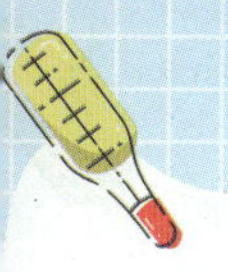

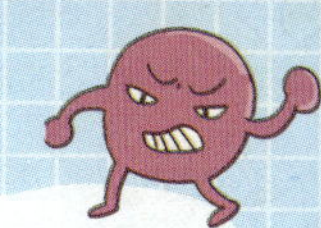

怎样正确规范地刷牙？

正确刷牙，能够有效清除口腔里的食物残渣和牙齿表面的菌斑，可以按摩牙龈，预防口腔疾病。规范地刷牙，关键在于合适的牙刷刷毛长度、刷头大小和手握牙刷的方式。

上牙从上到下，下牙从下到上……
哈哈，满嘴泡沫，看不出来牙刷怎么动呢！

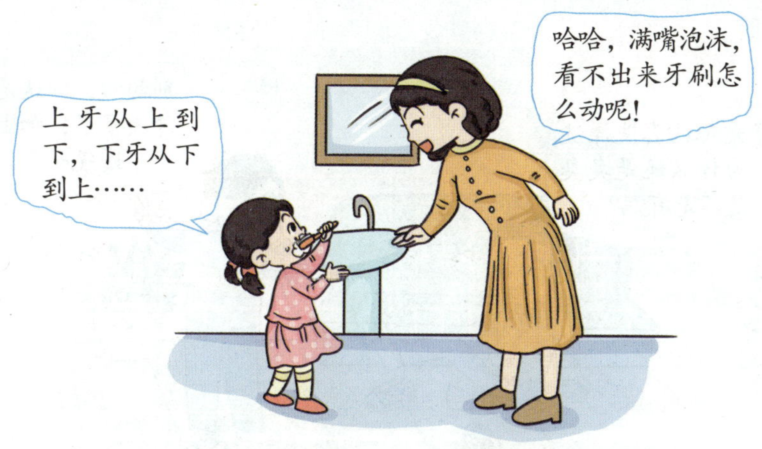

选择刷毛长短和刷头大小都合适的软毛牙刷。刷前牙，上牙从上到下，下牙从下到上；刷后牙，刷头从牙根刷向牙冠；刷咬合面，前后来回、轻轻用力短距离刷。每个牙面都刷到，时间 3 分钟以上，每天刷牙两次。最后，别忘了舌苔也要刷一下哟。

如何选择牙膏？

- 要选择正规渠道购买，关注包装上是否有“小金盾”标志。
- 尽量选择刺激性低、发泡量小的牙膏。
- 儿童牙膏可宣称的功效仅限于清洁、防龋齿。

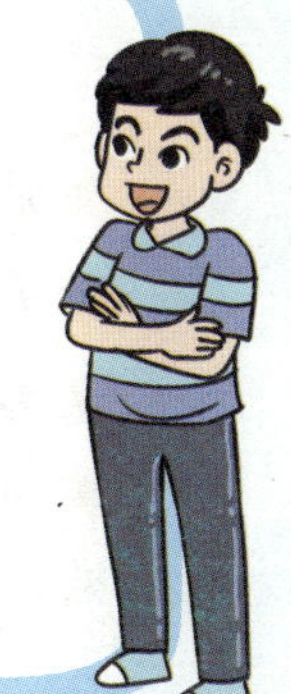

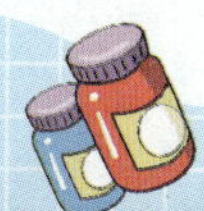

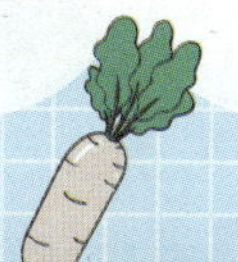

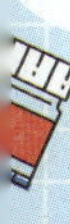

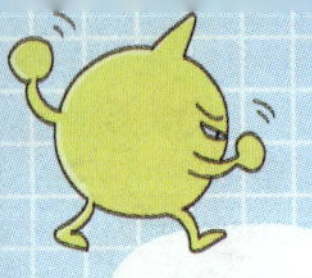

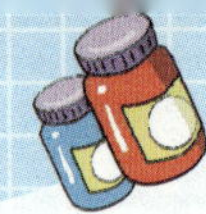

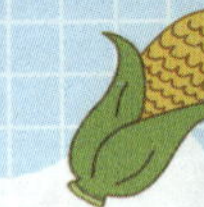

脚丫总是很臭怎么办？

小孩子脚臭多数是因为身体处于发育期，汗腺发达，足底分泌的汗液过多导致的。如果穿着的鞋子或者袜子透气性不佳，脚丫长期处在一个闷热的环境当中，就会滋生细菌、发酵，产生臭味。

我每天都认真洗澡洗脚，为什么还是臭臭的？是不是有病？
别担心，你这是出汗太多了，加上鞋子不透气而已。

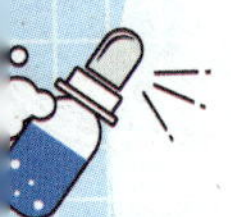

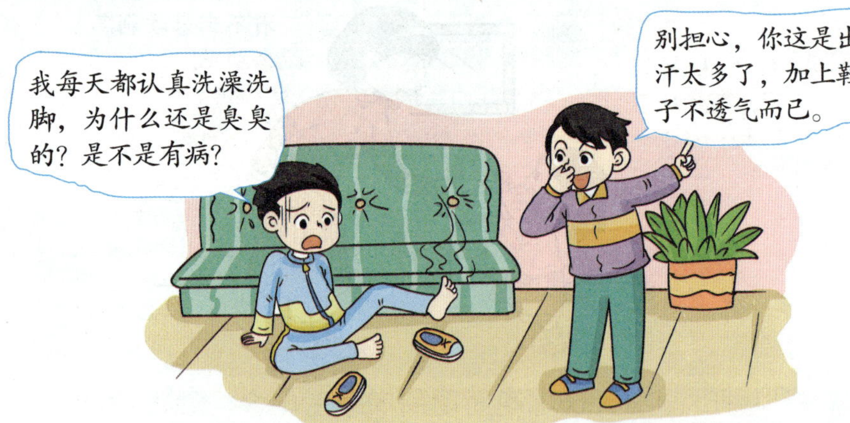

在许多人的印象中，脚臭和脚气是一码事，脚臭的人肯定患有脚气。其实并不是这样的，脚气是真菌感染引起的皮肤病，具有传染性，需要进行治疗。而单纯因为脚部出汗导致的脚臭不是病。

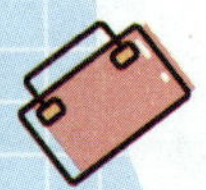

这样做能有效减轻脚臭

- 脚上出汗后及时清洗干净。
- 每天换洗袜子。
- 让鞋子休息，经常晾晒，保持鞋内干爽。
- 不与他人混用洗脚盆和毛巾，避免交叉感染。

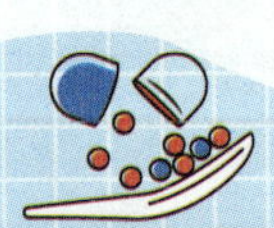

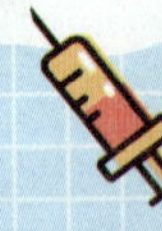

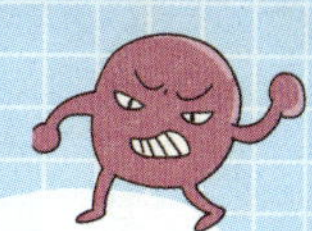

勤洗头、洗澡有什么好处？

勤洗头、洗澡除了能清洁皮肤，给皮肤补水，其他好处也不少。勤洗头可以减少头屑，缓解头部疲劳。干净健康的秀发让人增加自信，看起来神采飞扬有朝气。

一场运动会用尽了所有力气，身累心累精神崩溃。
回家好好洗个澡，松快松快，睡个好觉。

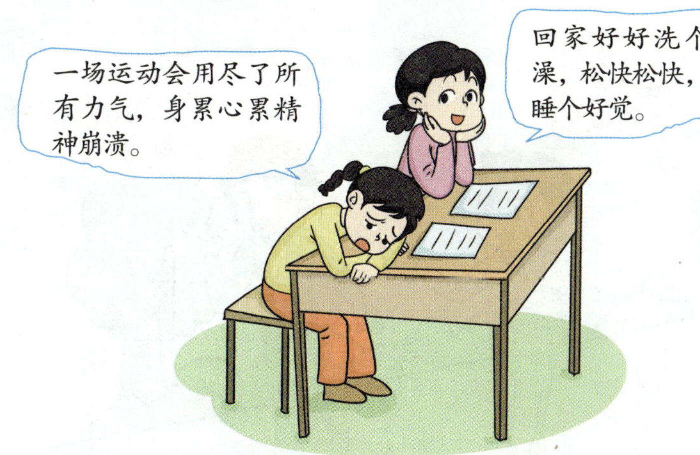

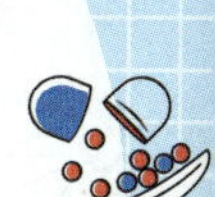

勤洗热水澡，能清除身体异味，滋润皮肤，促进血液循环，放松身心，减轻肌肉酸疼，缓解精神压力和疲惫感，促进淋巴循环，排出身体毒素和垃圾，降低皮肤病患病概率，提高睡眠质量。

洗头和洗澡，不能随心所“浴”

- 不能饱腹洗澡，以免影响消化。
- 洗头和洗澡水温要适宜，不能过冷或过热。
- 高烧或剧烈运动后，不能马上洗澡。
- 冬季洗澡、洗头后，不能马上外出，以免骤冷，引起疾病。

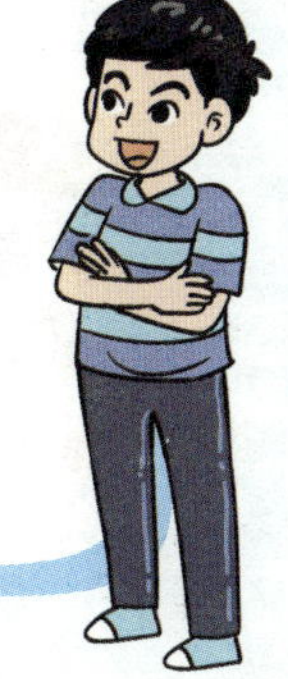

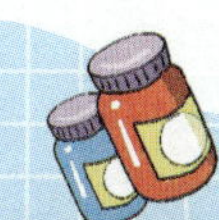

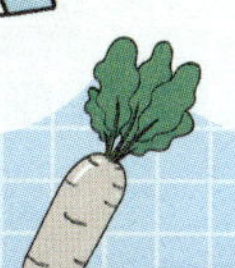

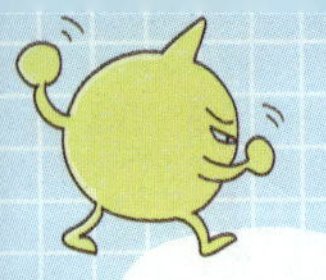

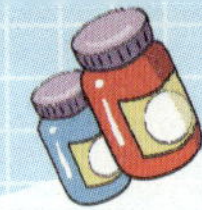

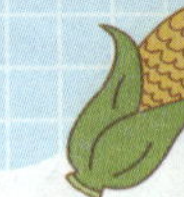

随地吐痰有哪些危害？

随地吐痰是一个很不好的个人习惯，危害可多呢！小小一口痰液，却含有多种细菌、病毒、其他微生物和颗粒物，一旦暴露在空气中，就会引起病原体扩散，增加疾病传播风险。

赶紧把痰吐纸里包起来，别吐地上，不卫生。
放心，我也是有素质的人。

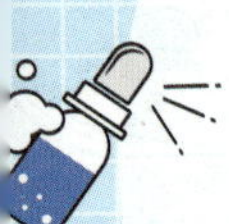

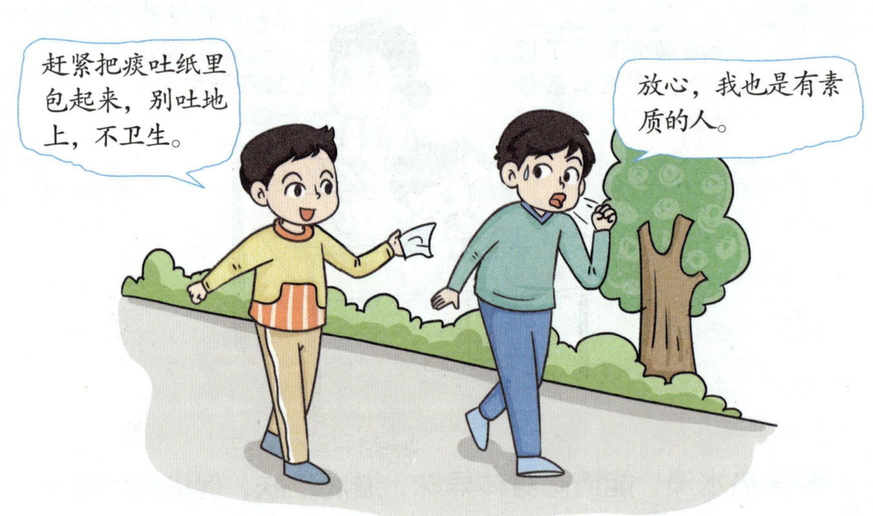

另外，随地吐痰会给他人留下不良举止的印象，还会污染地面，造成市容市貌脏乱，影响美观，给别人带来心理不适感，甚至有损他人健康。

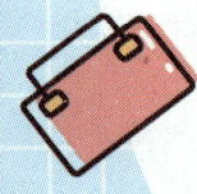

“‘痰’吐文明，守护健康”小建议

- 养成良好的卫生习惯，不随地吐痰。
- 吐痰时，用纸巾包裹后扔进垃圾桶。
- 咳痰不止，戴好口罩，及时去医院就诊。

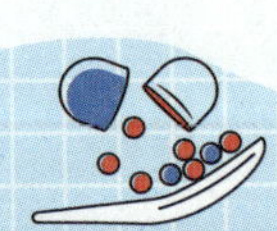

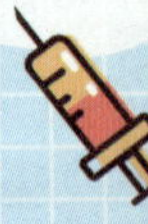

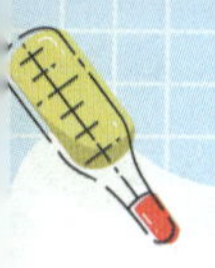

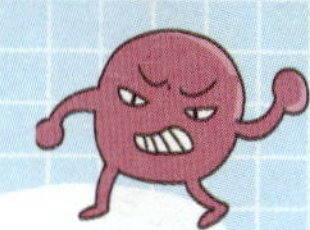

为什么要勤晒被子？

我们每天和被子相拥而眠 8 ~ 10 小时，在温暖又相对封闭的环境里，人体排出的汗液和呼吸的水分沾到被褥上，这么长时间，不仅容易滋生细菌和霉菌，还会给螨虫提供潮湿温暖的繁殖环境。

妈妈，我们为什么要在阳光下晾被子呀？
这样可以把被子里的潮气全都蒸发掉，盖起来更舒服啊。

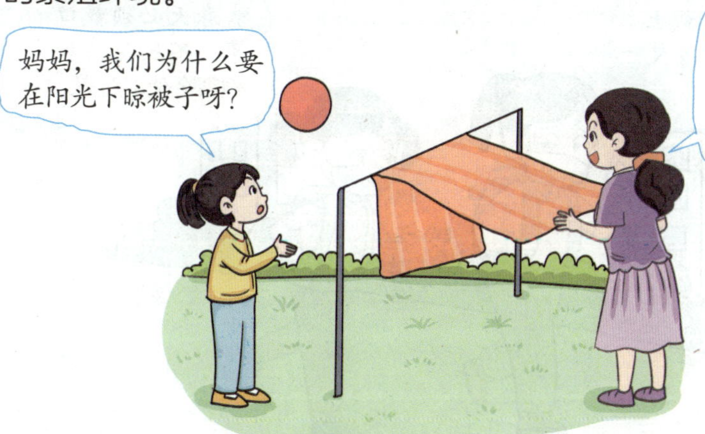

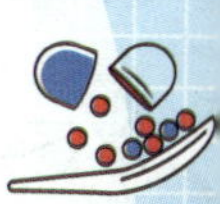

经常晾晒被褥，不仅能够去除潮气、异味，还能灭菌消毒，除螨虫，防霉变。此外，晒过的被褥更加暄软舒适，能增加保暖性，提高舒适度，在一定程度上延长被褥的使用寿命。

晾晒被褥贴心小窍门

- 选择白天 10 ~ 15 点之间在开阔通风的地方晾晒。
- 贴肤那一面朝外。
- 悬挂之后、收被子之前，轻轻拍打，除尘除垢。
- 羊毛被、蚕丝被避免暴晒。

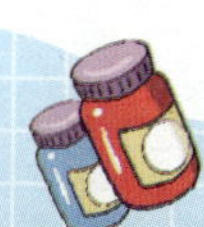

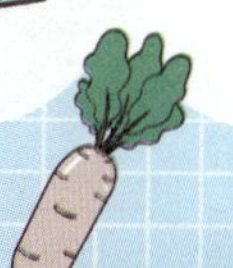

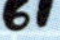

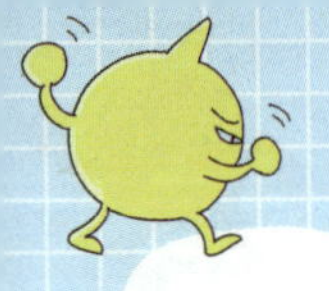

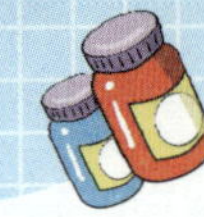

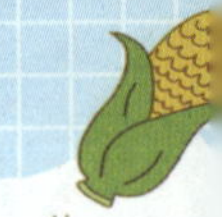

戴口罩有什么好处？

戴口罩外出，可以有效防止吸入粉尘颗粒，阻止细菌、病毒以飞沫的形式通过口鼻入侵人体，还能避开花粉、灰尘等过敏原，起到很好的过滤和防护作用。

我感冒了，戴上口罩，免得交叉感染。
我春天必须戴口罩，不然花粉和柳絮会使我过敏。

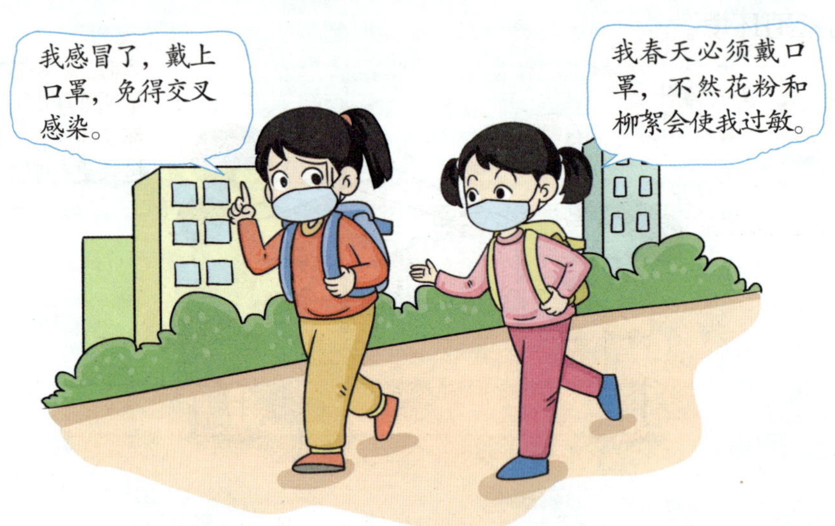

另外，雾霾天气和空气中的二手烟雾会对人体造成伤害，戴口罩可以过滤病原体、尼古丁等有害物质进入人体。

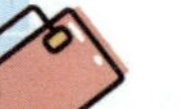

正确戴口罩的小方法

- 选择一次性医用外科口罩或 N95 口罩。
- 区分上下和正反面，金属条一侧是口罩上方。金属条向外突出或褶皱向下的一面是外侧。深色一面是外侧。
- 不与他人混用。
- 运动或感觉气闷时，要摘掉口罩。

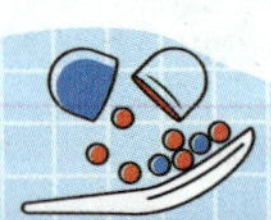

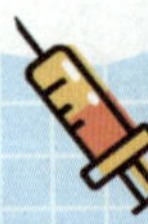

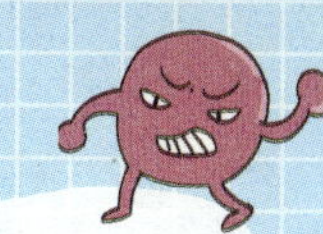

用手揉眼睛有什么危害？

很多人喜欢用手揉眼睛，这可是个不好的习惯。揉眼睛的时候，我们的手未必清洁过，手上携带的细菌和病毒容易污染眼睛黏膜，引发炎症。严重的甚至会造成角膜损伤。

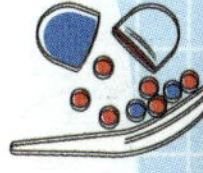

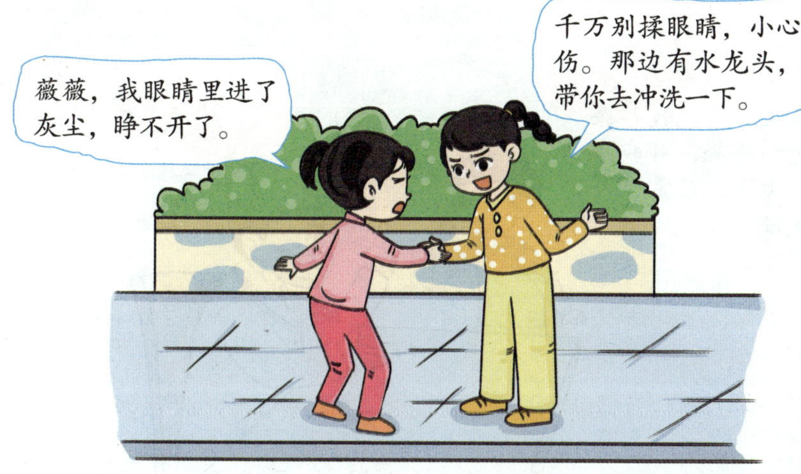

如果眼睛进了异物，特别痒，最好的办法是使劲儿眨眼睛，同时转动眼球，让异物随眼泪流出。或是用滴眼液冲洗眼睛的同时，转动眼球，让异物随滴眼液流出。

快速缓解眼睛不适的小妙招

- 眼部疲劳，闭眼做眼保健操，远眺，有条件可以热敷或用蒸汽蒸熏。
- 眼有异物，使用滴眼液或流动的水冲洗，或眨眼用泪水带出。
- 走出室内，更换光环境。

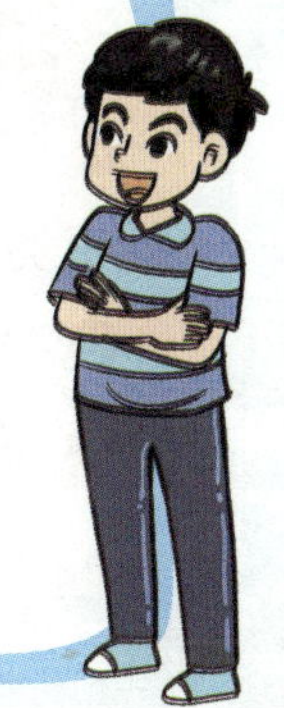

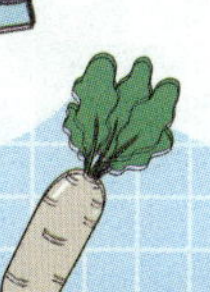

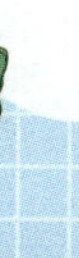

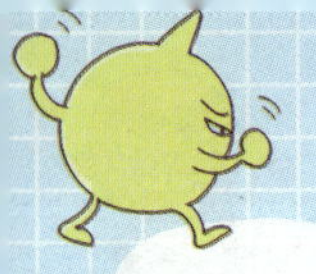

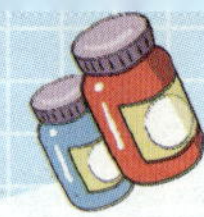

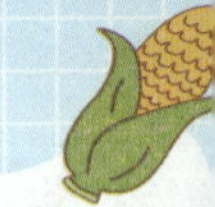

我们真的需要挖耳屎吗？

耳屎，学名耵聍，就是耳垢。一般人耳屎量比较少，能阻挡外来空气中的灰尘颗粒物和昆虫，起到一定的杀菌、清洁和保护作用。耳屎状态碎或散，可以随着我们运动和吃东西自己排出来，一般不必特意挖。频繁挖耳屎，反而可能造成耳道损伤。

医生，您说我耳朵受到感染，可我很爱干净，经常掏耳屎的。
可能就是因为你经常掏耳屎，才有了伤口哇。

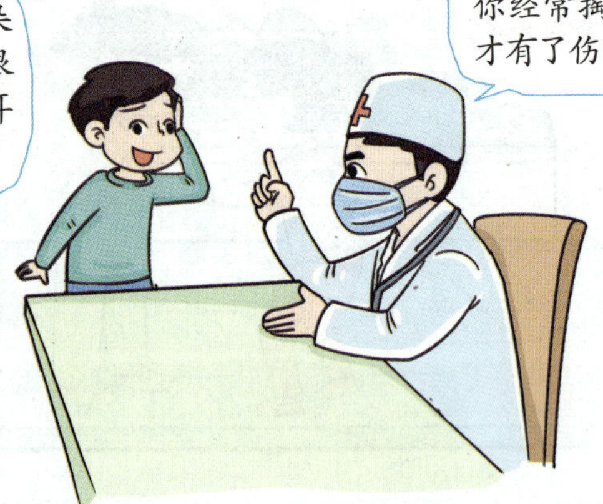

有些成年人的耳屎容易沉积，不易排出，呈厚片状或者团状，时间久了可能导致耳鸣、耳痛、听力下降，这种情况就要适时清理。

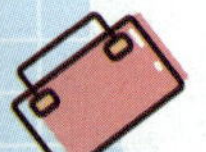

清理耳屎要讲究卫生和方法

- 用棉签蘸取少量水分，轻轻擦拭耳道，切勿用力，把耳屎推向更里面。
- 去医院就诊，请医生取出。
- 遵医嘱，用生理盐水或护理溶液软化冲洗。

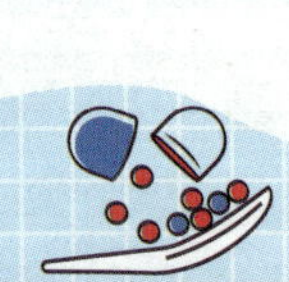

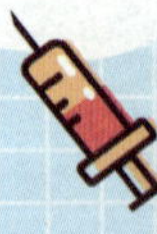

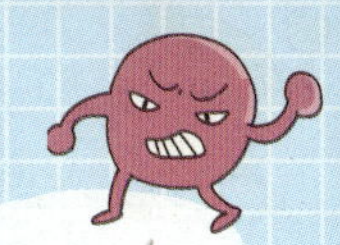

聚餐时为什么要用公勺、公筷？

聚餐时使用公勺、公筷，最直接的好处就是能够预防疾病的传播。因为这样做，可以有效减少病原体通过唾液和飞沫传播，避免了交叉感染。同时，起到环保节约的作用，体现对他人的尊重。

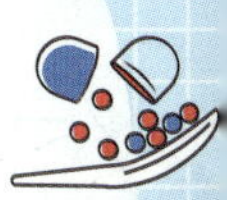

妈妈，你看那一桌的人，他们怎么有几双长筷子啊？

那是公筷，可以夹菜到自己的盘子里，但不能放到自己的嘴里。

使用公勺、公筷可不是矫揉造作，这是中国传统文化的一部分，是体现现代社会文明卫生、彰显社会责任的良好饮食习惯。既能保护自己，又能保护和尊重他人，何乐不为呢？

“食”尚好习惯，家庭分餐有必要

- 固定餐具，能够更好地防止疾病传染。
- 节约粮食，避免浪费。
- 鼓励幼儿独立进食。

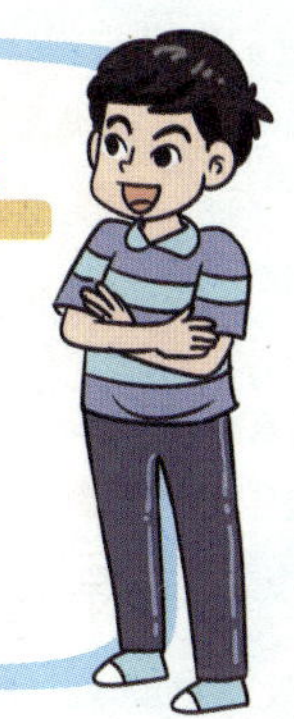

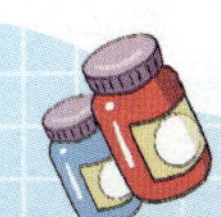

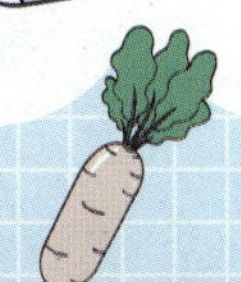

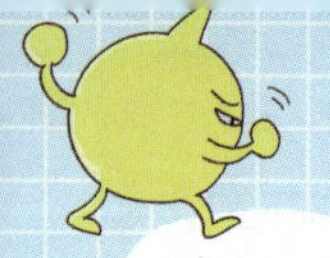

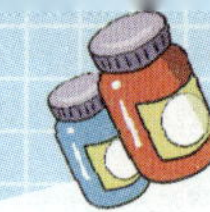

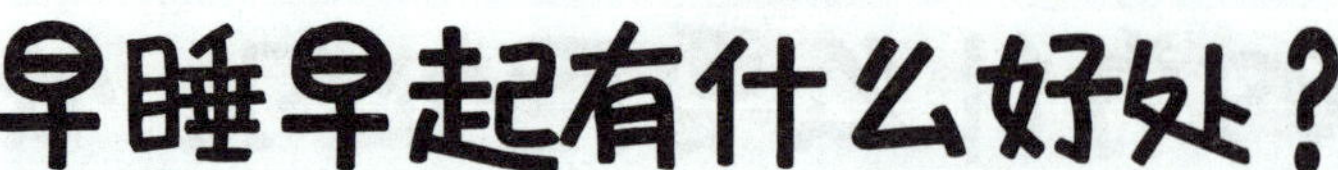

早睡早起有什么好处？

学生们每天保持 8 ～ 10 小时的睡眠时间是最好的。只是每个人体质不同，加上其他课业因素，具体睡眠时长各有不同。但还是要计划安排好自己的时间，并好好执行，争取早睡早起。

你是怎么做到每天都努力刻苦又精神百倍的？真羡慕你的精力啊！
我每天干什么基本都计划好了，效率高，还不会太累。

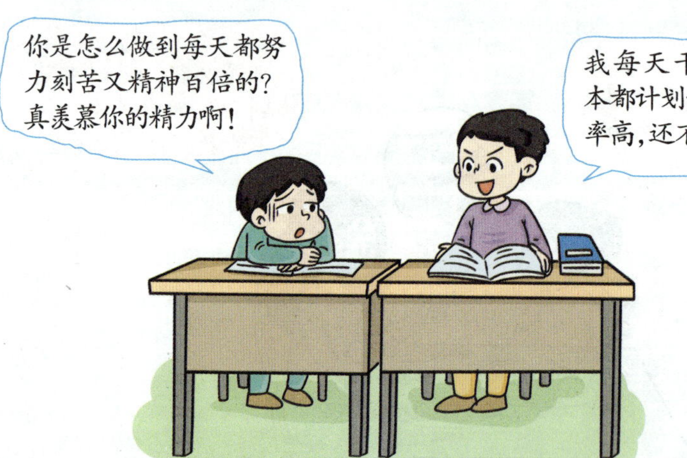

学生早睡早起好处多多。充足的睡眠时间有利于缓解疲劳，增强免疫力，让身体更健康，少生病。还能减轻学习压力，提高注意力和记忆力，提升学习效率和效果。同时还能培养良好的时间管理能力，养成良好的自律习惯。

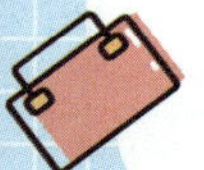

调整“生物钟”，有方可循

- 按时饮食，饮食结构科学合理。
- 营造良好的学习环境和睡眠环境，避免睡前看电子产品。
- 计划好包括假期在内的规律的作息时间，引导孩子进行时间管理。

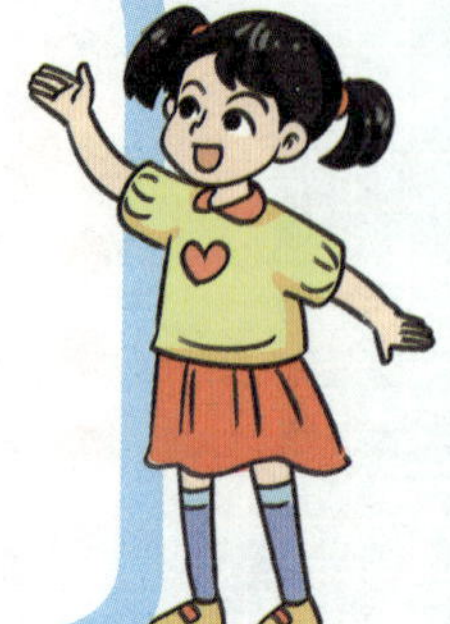

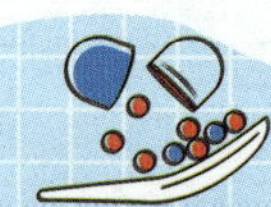

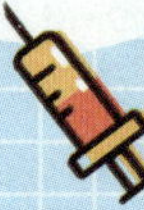

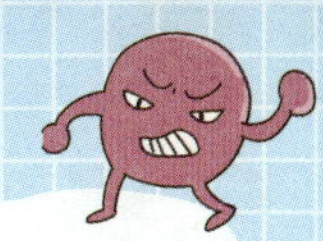

为什么不能趴着看书？

当我们趴着看书时，眼睛与书本的距离过近，容易造成眼部肌肉紧张。时间长了，眼睛会感到疲劳，甚至会导致视力下降。趴着看书也会使颈椎和脊椎长时间处于不自然弯曲状态，容易导致驼背或脊柱侧弯，不利于身体发育。

我想休息，不想看书了。
你不能总是趴着看书，那样很难专注于学习。

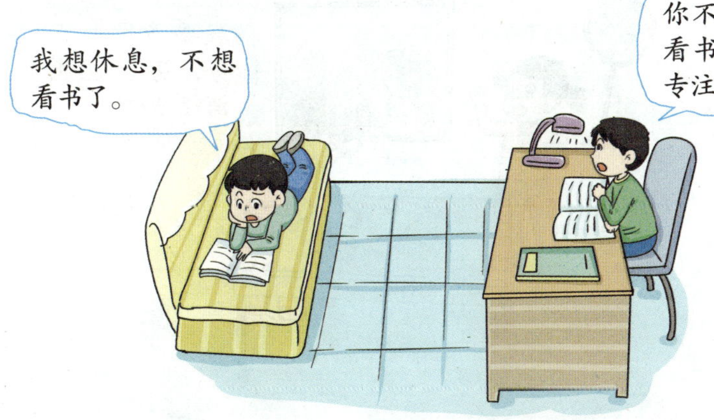

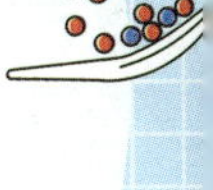

长时间趴着还会压迫腹部，影响正常的血液循环和呼吸，久而久之还可能引发胃部不适。正确的读书姿势是让脊椎保持自然挺直，双眼与书本保持 30 ~ 40 厘米的距离，而且要有充足的光线。这样也能让自己更加专注地学习。

好好看书，好好学习

- 坐姿要端正，背部挺直，双脚平放于地面，书本放在桌面上，与眼睛保持适当距离。
- 选择柔和不刺眼的光源，避免眼睛过度疲劳。
- 每读书 30 ~ 40 分钟，抬头远眺，让眼睛和身体放松一下。

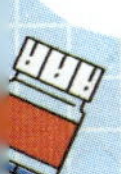

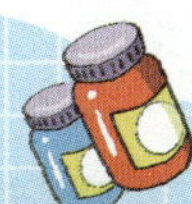

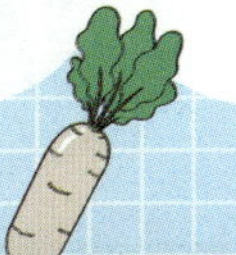

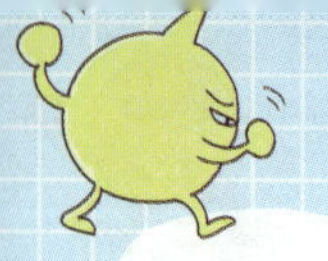

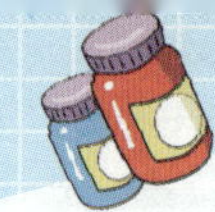

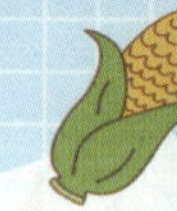

哪些坏习惯会导致肥胖？

人一旦肥胖，对健康是有害处的，也会给生活造成不便。肥胖是“万病之源”，除了遗传因素外，不健康的生活习惯也会导致肥胖，比如暴饮暴食、缺乏运动、不规律的作息，以及过多摄入高糖、高脂肪的食物。

多运动才能保持身体健康，不长胖。
我要多做些家务，劳动也能消耗热量。

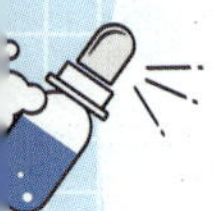

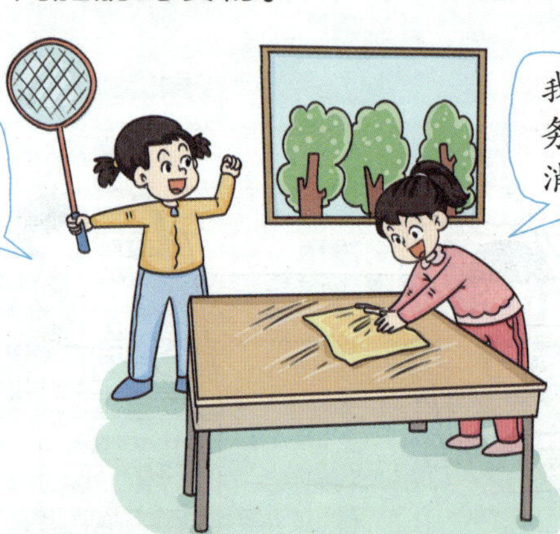

经常熬夜会导致体内激素失衡，使人更容易感到饥饿，从而产生想吃高热量食物的想法；而久坐不动和沉迷电子设备会让热量无法及时消耗。所以，养成健康的生活方式，不仅能保持适宜的体重，还能提升整体健康水平，让学习和生活更加高效。

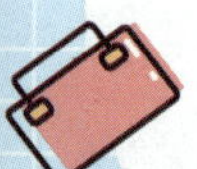

避免肥胖，几招儿就够

- 少吃高糖、高脂肪的食物，多选择水果、蔬菜、全谷物等健康食品。
- 保证充足的睡眠，有助于身体代谢平衡。
- 每天活动 60 分钟左右，如跑步、跳绳或打篮球，消耗多余热量。

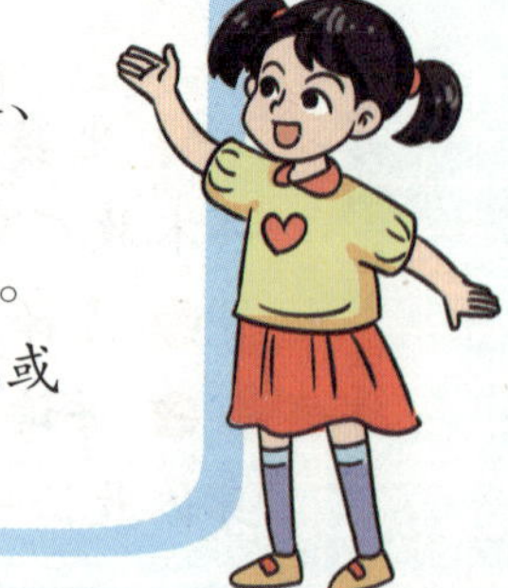

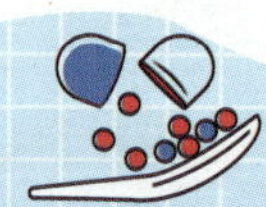

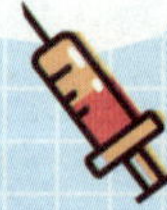

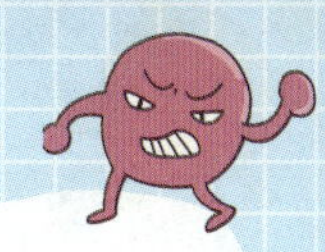

久坐不动对身体危害有多大？

我们在学习、玩游戏和看手机时，常常一坐就是几个小时。这种久坐不动的不良习惯会让我们身体的新陈代谢变慢，热量消耗减少，导致肥胖。更严重的是，长时间坐着会让腰椎和颈椎承受过大的压力，肌肉得不到放松，引发肩颈疼痛。

板报
呀，肩膀突然间好疼啊！
你坐的时间太久啦，起来活动活动吧！

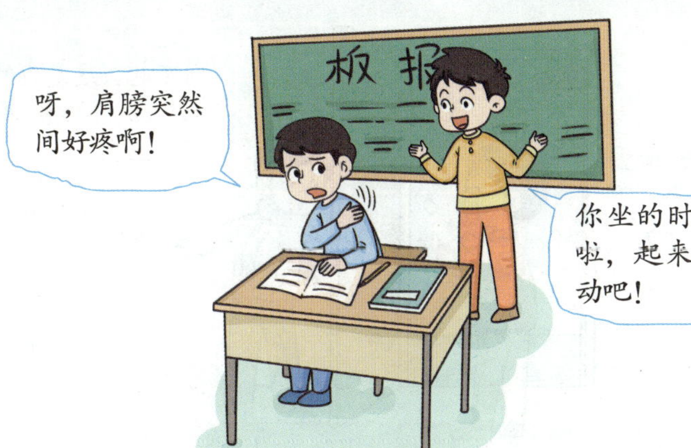

我们的肌肉就像一个活泼的孩子，长期不动会变得懒惰，失去力量和弹性，骨骼和心脏也会跟着变得脆弱，继而让你情绪低落，大脑变迟钝。所以，为了更健康快乐，要定期站起来活动活动。

调整习惯，改善久坐

- 每坐 40 ~ 50 分钟，起身活动，缓解疲劳。
- 保持背部挺直，双脚平放在地上，减少颈椎压力。
- 每天安排时间进行体育锻炼。
- 在适当的情况下，可以尝试站立学习。

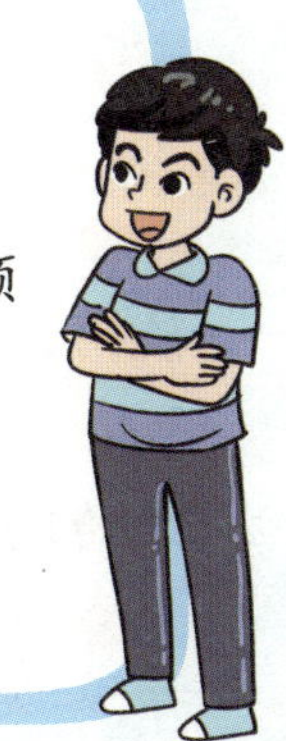

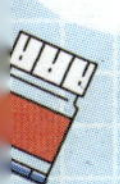

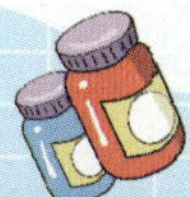

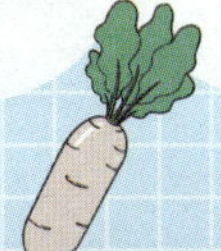

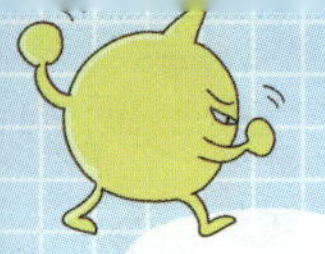

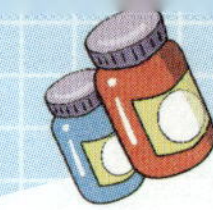

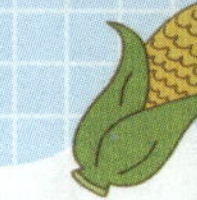

生活用品为什么不能共用？

有些人为了方便，常与家人或朋友共用毛巾、牙刷等用品。这种行为看似无害，却有着健康隐患。共用生活用品可能促进细菌的传播，引发皮肤感染、口腔疾病，甚至某些传染病。所以要养成个人用品专人专用的习惯。

我想出去堆雪人，可以借一下你的围巾戴吗？
对不起，这是我的个人用品，不能借你用，不太卫生。

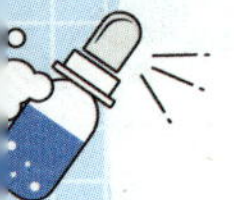

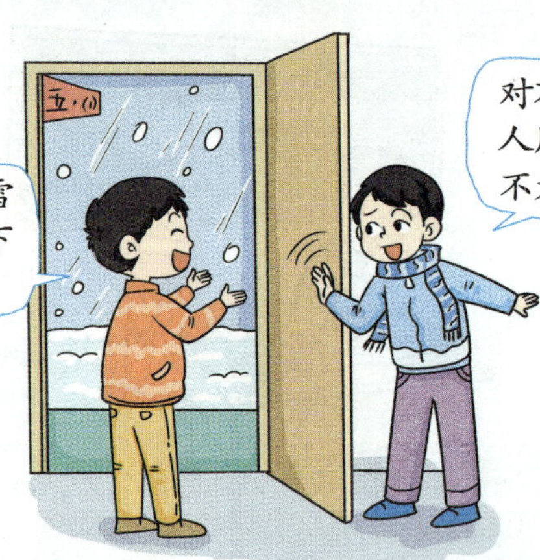

共用毛巾和枕头，可能会导致皮肤问题，比如痤疮或者皮疹。共用牙刷更危险，因为牙刷上可能会有口腔细菌，这些细菌会导致牙周病或者蛀牙。每个人都有自己的私人空间，共用生活用品可能会侵犯这种隐私，也不尊重他人的个人习惯。

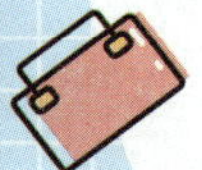

养成生活好习惯并不难

- 每个人的毛巾、牙刷等个人用品都应单独使用，并定期更换。
- 个人用品使用后及时清洗，并放在通风干燥的地方。
- 不要使用他人的生活用品。

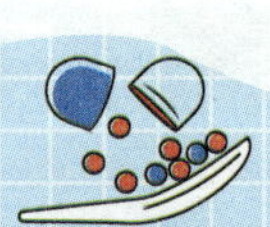

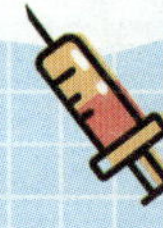

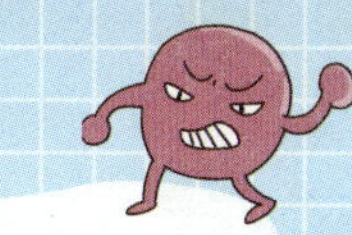

为什么要保持指甲整洁？

指甲虽小，却是我们接触细菌和污垢的“重灾区”。若指甲过长或不干净，藏在指甲缝里的细菌、病毒就会通过触碰食物或揉眼等行为进入体内，引发胃肠疾病或眼部感染。像咬指甲这种不良习惯则会让细菌直接进入口腔，增加患病风险。

呀，我的指甲劈了，流血啦！
哎呀！你的指甲太长啦，要定期修剪哪！

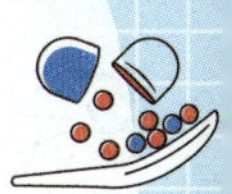

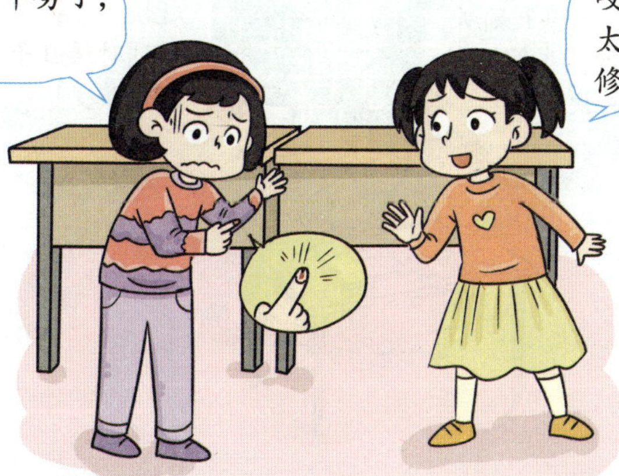

保持指甲整洁有助于保持个人卫生，也能有效地阻止疾病传播。正确的做法是定期修剪指甲，保持指甲边缘平滑，避免藏污纳垢。特别是在饭前、便后或接触公共物品后，要用肥皂或洗手液彻底清洁手部和指甲缝。

保持指甲整洁的小妙招

- 每周检查指甲的长度，保持指甲不过长，避免尖锐的边角。
- 洗手时注意清洁指甲缝。
- 避免咬指甲。因为咬指甲可能会损伤指甲或口腔黏膜。

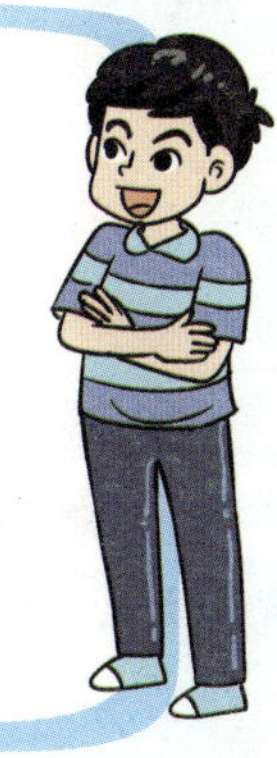

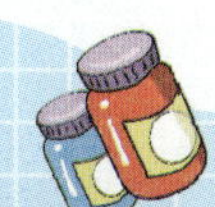

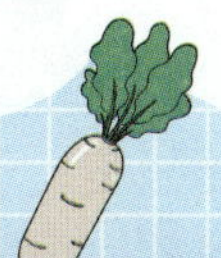

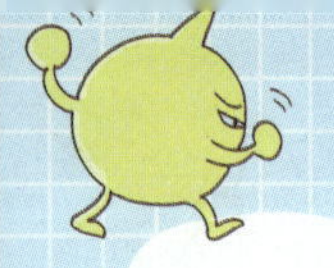

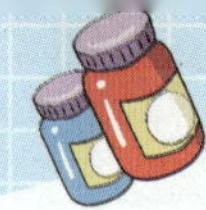

屎尿屁为什么不能憋着？

我们每天吃下去的食物，经过胃和小肠的消化后，营养被吸收，剩下的残渣就会被结肠挤压成长长的软便，排出体外。正常人应该保持每天 1 ～2 次排便。当便便到达直肠时，我们就要尽快找厕所排便啦。

哎呀，想上厕所。不行，先写完作业再说！
板 报
赶快去吧，不然到时候肚子胀得难受！

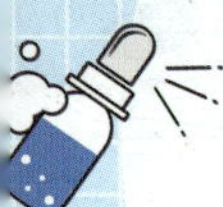

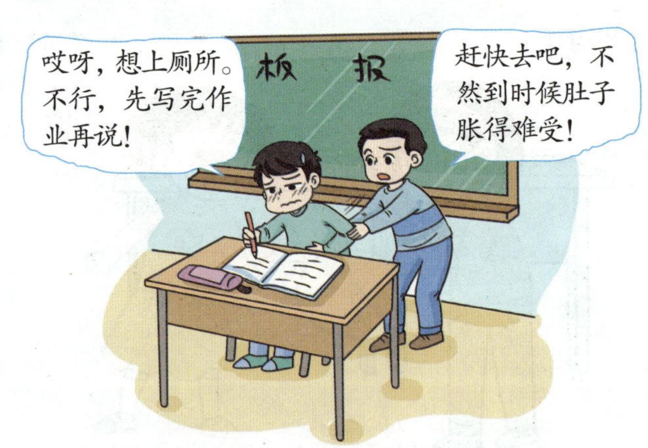

不合理的饮食、憋大便等行为都会造成便秘问题。便便在肠道里留存时间太久，肠道会吸收掉软便里的水分，使它们变得又干又硬。再想排便时，就会变得很困难了。

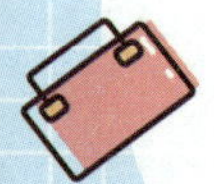

解决便秘小妙招

- 喝一些润肠的饮料，如蜂蜜水，帮助排便。
- 顺时针方向用力按揉小腹，帮助肠道蠕动起来。
- 可以在医生的指导下，使用润滑排便的药物，如开塞露等。

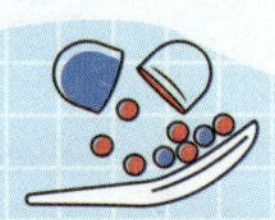

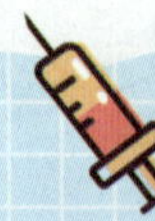

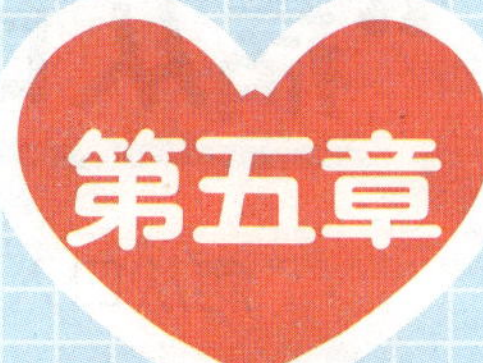

有病不能乱投医

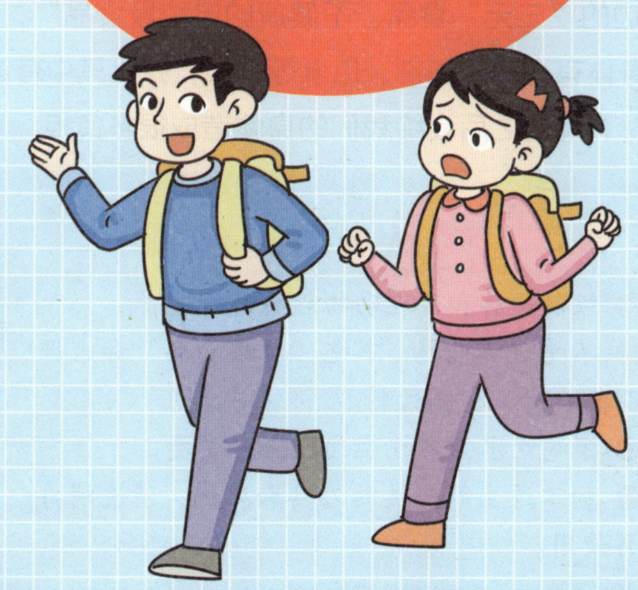

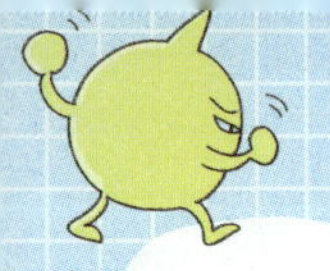

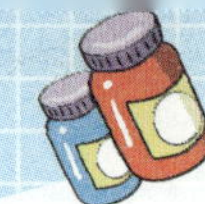

“病从口入”有科学依据吗？

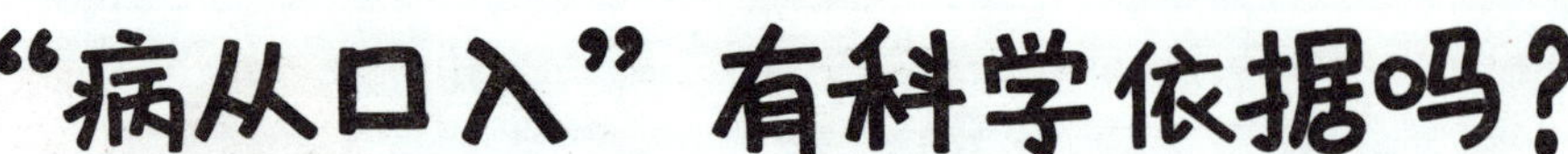

“病从口入”可不是吓唬人。我们的手上有很多细菌和病毒，生水里也有寄生虫，食物和饮料如果被污染，也会产生各种有害物质。如果没洗手就吃东西，或者吃下被污染的食物，那些有害物质就会让我们生病。

妈妈，我肚子有点儿疼啊。
是不是刚才的苹果没洗净啊？快去上厕所！

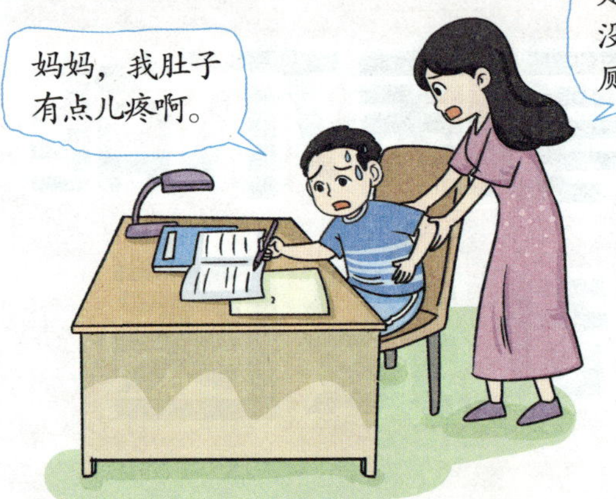

街边的“三无”食品、不健康的“垃圾食品”，往往含有很多对身体有害的添加剂、色素等物质，并且其中有过多的糖、油和热量，食用之后会给我们的身体造成很多负担。

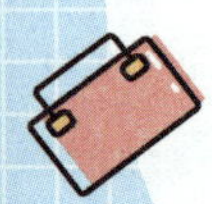

安全饮食记心中

● 饭前便后和亲近动物后要好好洗手。

● 不吃过期食物，不吃“垃圾食品”和来源不明的零食，少喝饮料。

● 不喝生水，不吃生肉、鱼、蛋类。

● 加工过生鲜肉类的刀具和砧板，清洗消毒后再使用。

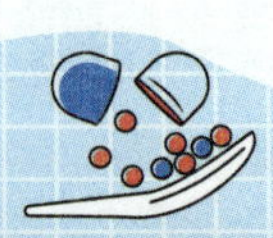

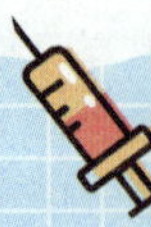

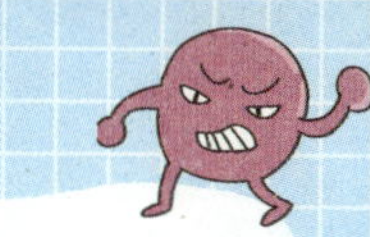

怎样降低牙疼的风险？

牙一旦疼起来，饭吃不香，觉睡不好，脸也可能肿起来。为什么会出现牙疼的情况呢？可能是换牙时，新牙在努力挤掉旧牙；也可能是上火了；还有可能是龋齿引起发炎。如果以上情况都不是，就要考虑是不是出现心脏供血供氧不足的情况，那可要赶紧看医生了。

妈妈，我的牙有点儿疼。怎么办？
可能新牙要出来，正在往外长呢。明天带你去牙科诊所。

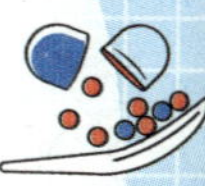

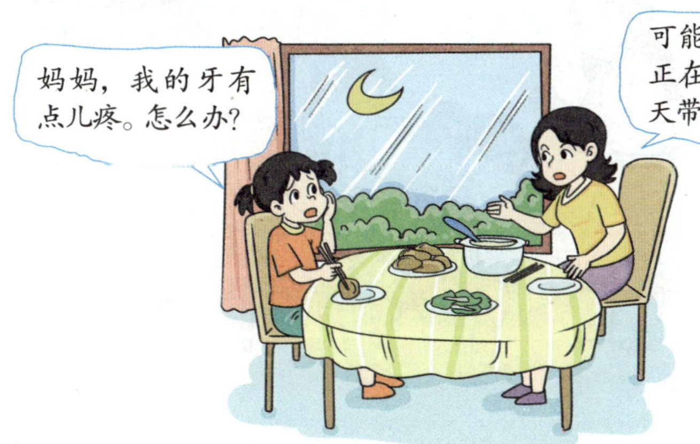

牙疼也是病，疼起来很要命啊！要想防止牙疼，平时就要少吃甜食，吃甜食或喝饮料之后及时漱口，早晚认真刷牙，少吃过硬的食物，不要用牙咬硬壳坚果，甚至起瓶盖。

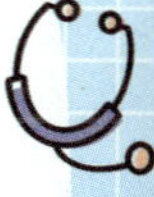

牙疼急救小妙招

- 用盐水或漱口水漱几次口，可以缓解牙疼。
- 如果牙床发炎红肿，可用冰袋冷敷。
- 遵医嘱吃止痛药。

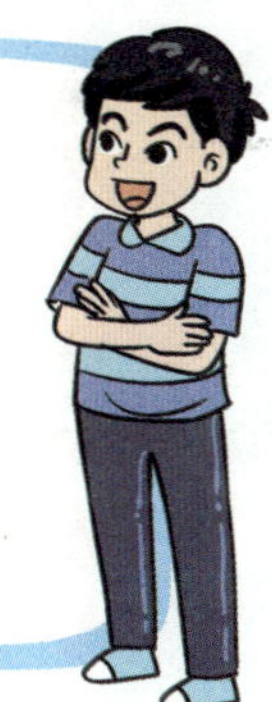

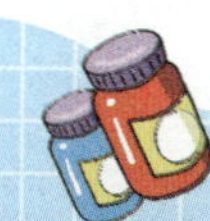

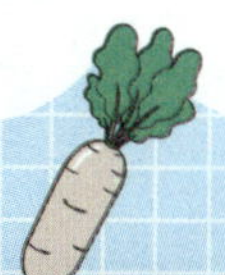

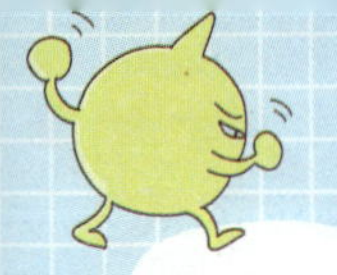
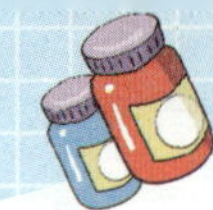
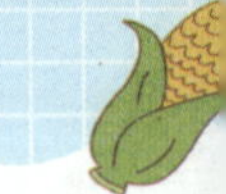

感冒是小病，为什么不能大意？

感冒一般是因为身体免疫力低下，没能抵挡住病毒入侵引起的上呼吸道感染。症状较轻可能会自愈，但也不能大意。如果入侵的病毒比较强，会引起其他感染，导致症状加重，发展成其他病症可就遭罪了。

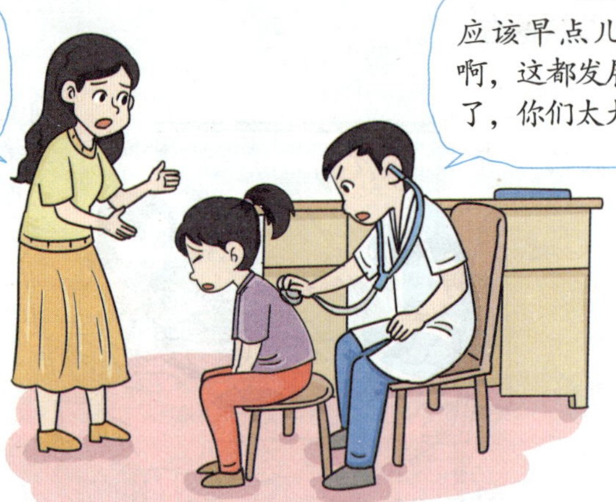

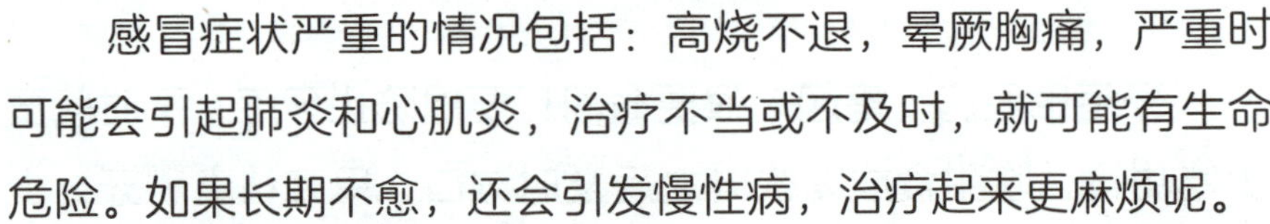

感冒症状严重的情况包括：高烧不退，晕厥胸痛，严重时可能会引起肺炎和心肌炎，治疗不当或不及时，就可能有生命危险。如果长期不愈，还会引发慢性病，治疗起来更麻烦呢。

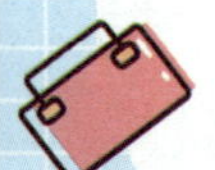

感冒好转“五件套”

- 多喝热水真有用，调节体温，帮助排毒。
- 多多休息，恢复能量，减轻症状。
- 补充维生素 C 抗病毒。感冒后身体里维生素 C 减少，多多补充好得快。
- 生理盐水漱口、洗鼻腔。
- 必要时遵医嘱吃药。

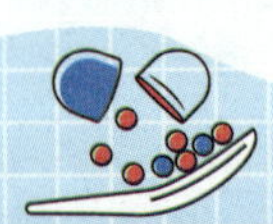
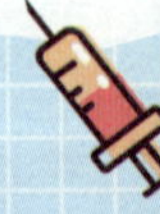

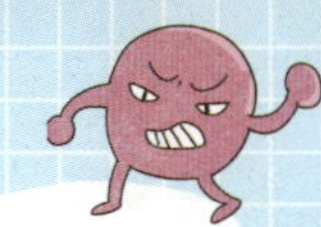

流感与感冒是一回事吗？

流感和感冒症状大不同，不能混为一谈哟！流感是流行性感冒，是仅由流感病毒引起的具有传染性的上呼吸道感染。感冒则是由多种病毒引起的普通感冒，传染性不太强。流感经常会突然发病，出现高热和浑身酸痛乏力的情况，发热也不会超过 38℃，大多时候会鼻塞流涕。

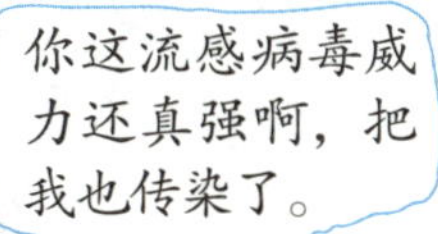

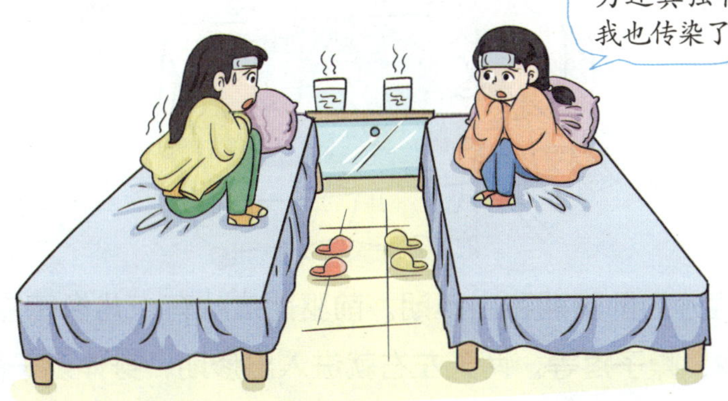

另外，普通感冒一般症状比较轻，康复较快。流感症状则比较严重，康复慢，病情还容易加重，甚至引起肺炎等其他并发症。

防流感攻略请查收

- 提前接种流感疫苗，降低感染风险。
- 养成良好的卫生习惯，勤洗手，少去人多的地方。
- 好好吃饭，好好睡觉，注意劳逸结合。
- 流感季节戴口罩，常用物品要定期清洁消毒。

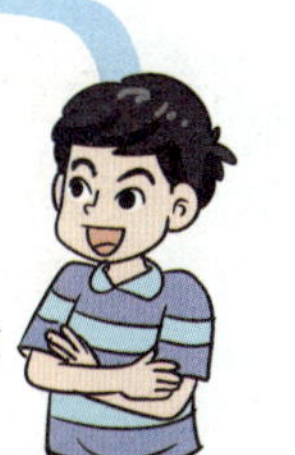

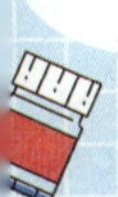

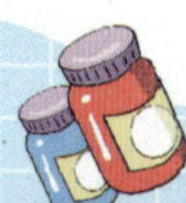

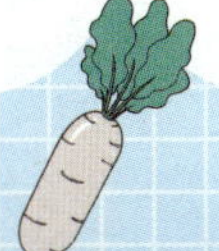

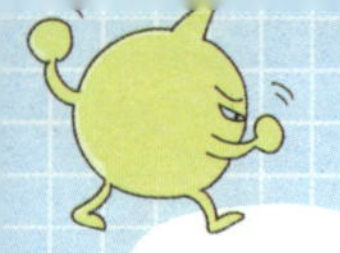

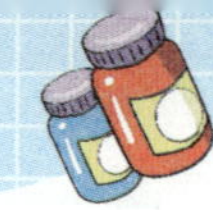

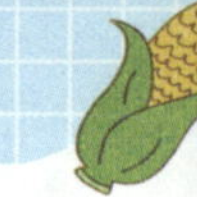

水痘是一种怎样的传染病？

水痘是一种具有高度传染性的疾病，由水痘－带状疱疹病毒感染引起，容易在儿童之间通过飞沫或疱液传播流行。水痘高发季，要特别注意个人卫生和防护隔离。

妈妈，我身上好痒啊，可以挠一挠吗？
忍一下吧，如果伤口被挠破会使症状加重，过两天结痂就不会这么痒了。

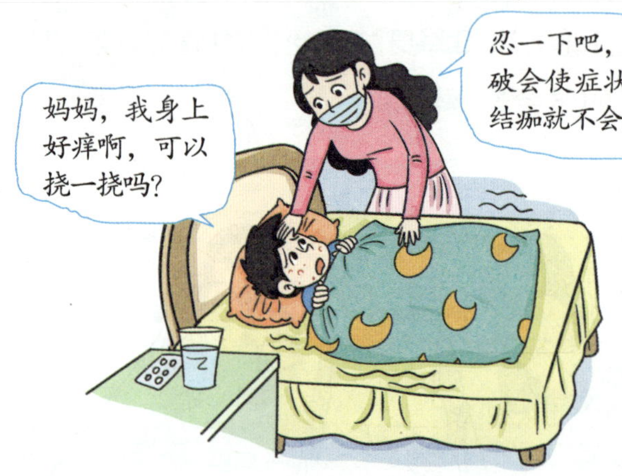

水痘分为前驱期和出疹期。前驱期症状有点儿像感冒，低烧、怕冷、嗓子疼等。两天左右就进入出疹期，身体躯干前后，脸、眼周、嘴里就会出现红色斑疹，再发展成伴有瘙痒的疱疹，1 ～ 2 天后疱疹开始结痂，一两个星期便可痊愈。得过水痘的患者一般会获得持久免疫力。

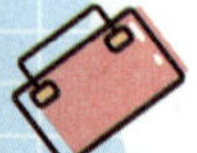

水痘中招儿别慌张，科学应对小贴士

- 及时就医，对症治疗，遵医嘱吃药、涂药。
- 居家隔离好好休息，注意观察症状变化。
- 舒适穿衣，剪短指甲，不抓不挠。
- 饮食清淡好消化，多吃果蔬，肉、海鲜先忌口，避免食用重口味食物。

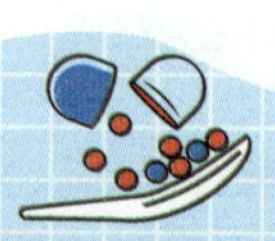

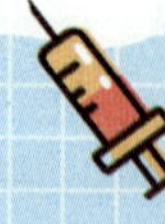

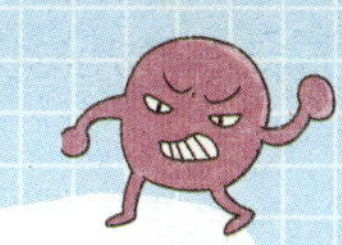

痄腮为什么会让脸变大？

流行性腮腺炎，就是我们平时说的痄（zhà）腮，是一种在儿童和青少年中常见的急性呼吸道传染病，是由腮腺炎病毒引起的全身性感染，能够通过患者的飞沫或被腮腺炎病毒污染的物品传播。

田田，听说你上个星期痄腮，脸都肿得像馒头，是真的吗？
差不多吧，腮帮子肿起来了，又热又疼，连肌肉也疼呢。

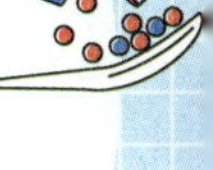

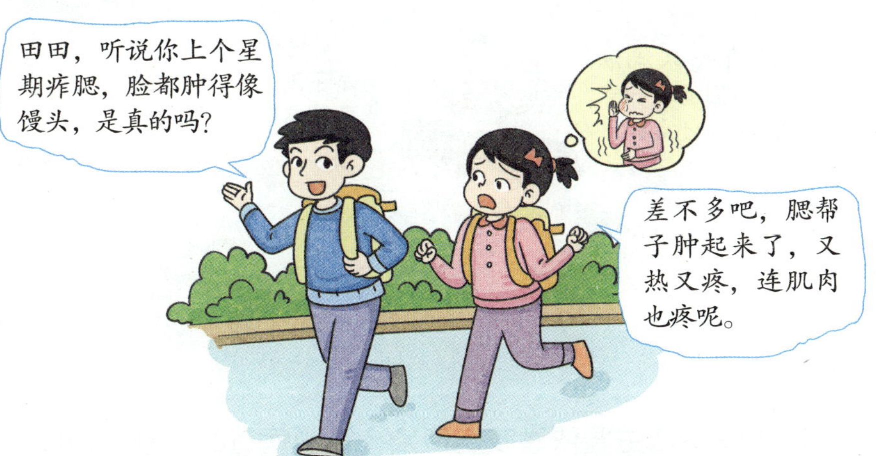

流行性腮腺炎典型的症状是腮腺病变，就是耳垂到下巴之间变红肿，和脸部其他部位的界限不清晰，压时有弹性或疼痛。有时会引起并发症，比如脑膜炎、甲状腺炎等。

远离痄腮，先建防“肿”墙

- 接种腮腺炎疫苗有必要，增强免疫少惊慌。
- 出门戴口罩，进门消毒、洗手。
- 居家勤通风，衣被勤晾晒，健康饮食勤运动。
- 腮部热肿要重视，及时就医早治疗。

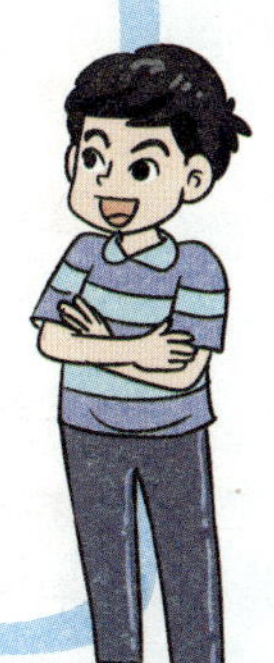

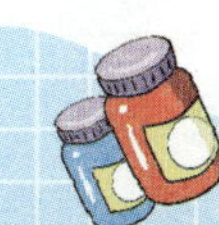

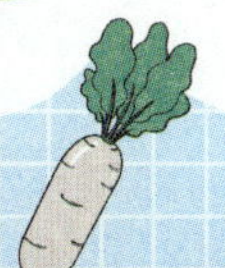

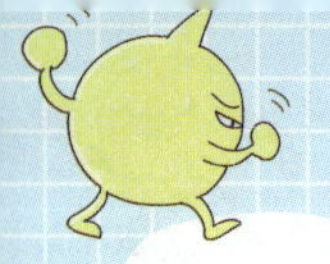
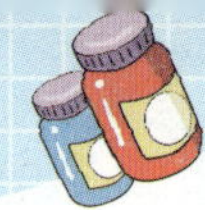
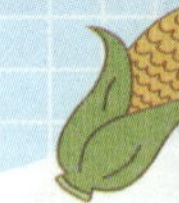

狂犬病是不治之症吗？

狂犬病是由狂犬病病毒侵犯中枢神经系统引起的急性传染病，潜伏期有长有短，十天到十几年都有可能。一般发病3～10天就可能导致死亡，是一种人兽共患传染病，致死率100%，是不是很恐怖？

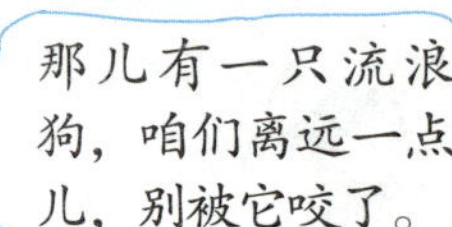

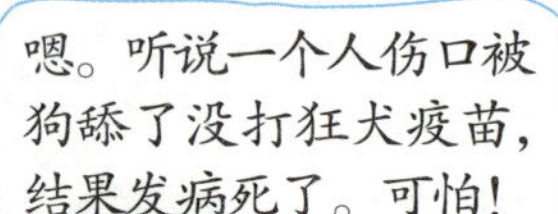

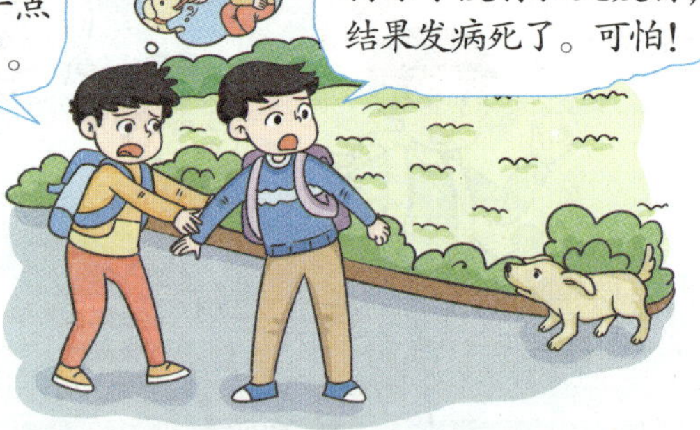

狂犬病病毒主要依靠咬伤传染，被带病毒的狗舔到伤口或者黏膜，也会感染。如果没能及时接种狂犬疫苗，病毒入侵人体后，并不直接进入血液，而是在局部大量繁殖后再侵犯中枢神经系统，迅速杀死脑细胞，最后让人因为呼吸循环衰竭而亡。糟糕的是，目前没有针对狂犬病病毒的特效药物。

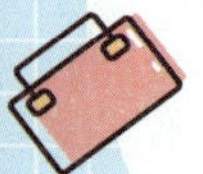

斩断狂犬病病毒“獠牙”，重视预防

- 家里养狗，可以预防接种狂犬疫苗。
- 路遇流浪狗尽量远离，不随意接触逗弄别人家的狗，不要让猫狗舔到伤口。
- 被猫挠狗咬，及时用肥皂水或酒精清洗伤口并消毒，尽快去医院接种免疫球蛋白和血清。

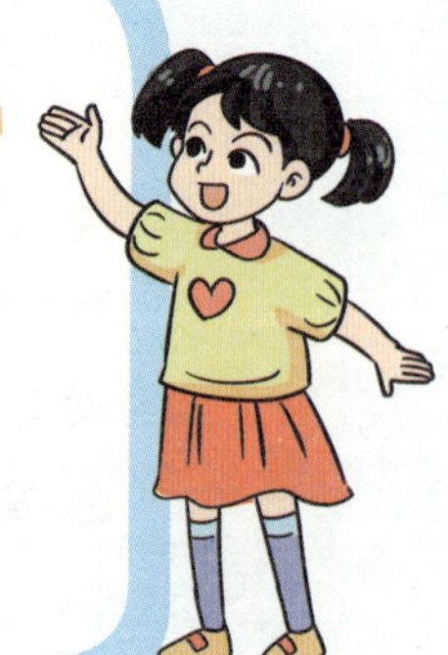

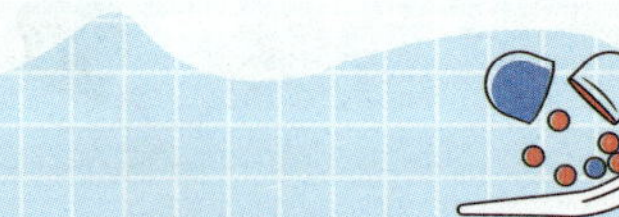
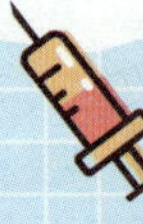

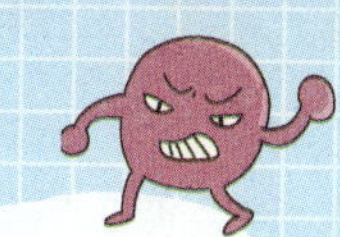

拉肚子就用止泻药对不对？

引起拉肚子的原因比较多，可能是脾胃虚弱或受凉；可能是饮食不当；也可能是吃了寒凉辛辣和油腻的东西，造成积食或中毒，肠道菌群紊乱；抑或是细菌病毒类肠道感染。

你已经去了好几次厕所了，要不要先吃点儿止泻药哇？
不明原因就吃止泻药，如果有病毒排不出去，只会更严重。

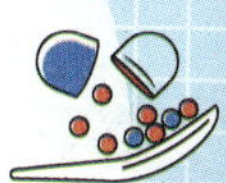

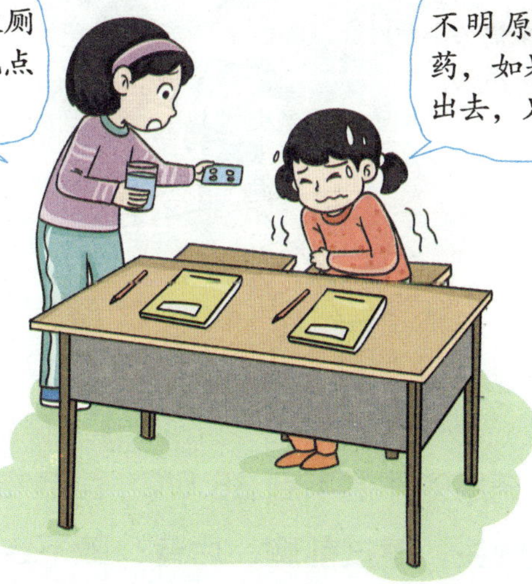

在不知道病因的情况下，随意服用止泻药，会使病毒在体内过度繁殖却无法排出，伤害自然抵抗力；而且还会因为药不对症，破坏肠道菌群，加重病情；如果滥用抗生素，还会加重肠胃负担，甚至产生耐药性。所以不要乱用止泻药。

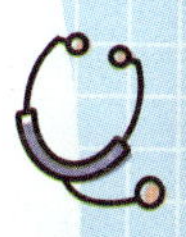

拉肚子莫愁，缓解措施有效开启

- 补充糖盐水或电解质水，维持身体水液平衡。清淡饮食，不吃促进肠道蠕动的果蔬。
- 注意保暖，保证睡眠，不剧烈运动。
- 观察记录腹泻情况，适时就医，遵医嘱服药。

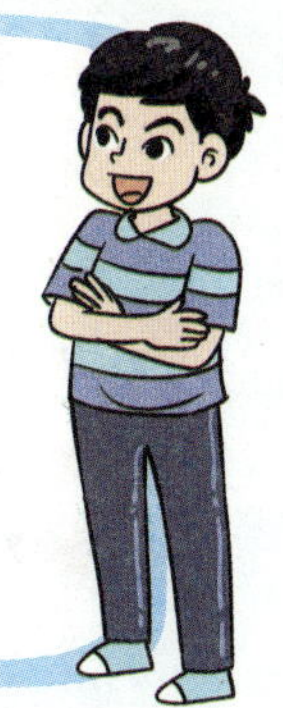

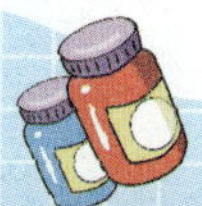

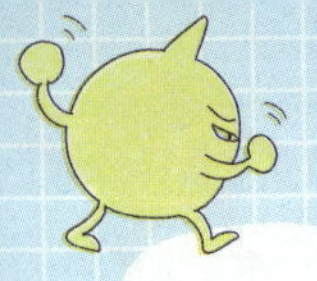

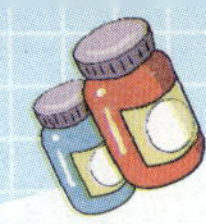

发烧头疼怎么办？

发烧引起头疼，是身体被发烧刺激产生的反应，要及时采取适当的措施缓解并降温，不然会耽误病情，还可能对大脑产生危害。要特别重视高烧情况，最好早点儿去医院检查。

现在就给小航吃退烧药吗？
发烧 38℃还不适合吃，过了 38.5℃就得吃了。

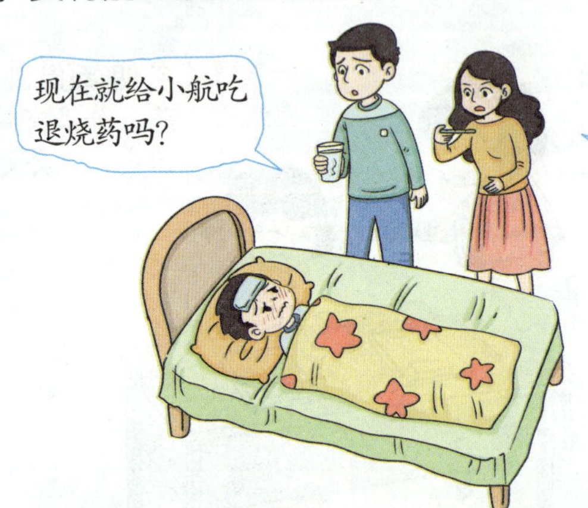

如果发烧后的体温不到 38.5℃，首选物理降温。用温热的湿毛巾覆盖额头，擦拭前胸、后背、腋下、手心和脚心，或者按摩头部、大拇指和脚心，还可从腕部到肘窝轻刮按摩。超过 38.5℃，要及时吃退烧药。高烧反复，或神志不清，必须立即就医。

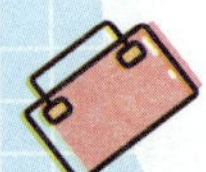

发烧降温后，科学护理复元气

- 多喝温开水，觉得口淡可以喝蜂蜜水，加速新陈代谢，促进排毒。
- 保证睡眠，缓解头疼，恢复体力，增强抵抗力。
- 饮食清淡，吃容易消化吸收的食物。
- 观察身体状态和体温变化，及时就诊、复诊。

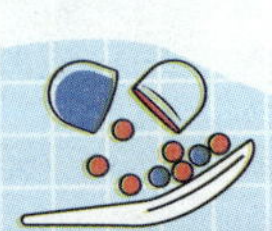

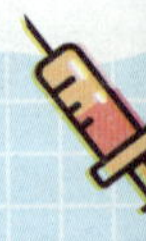

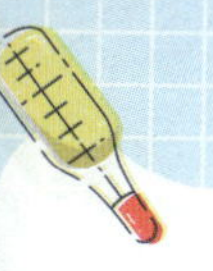

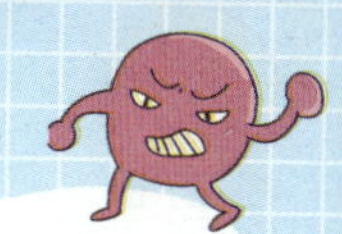

小小年纪为何膝盖痛？

儿童膝盖疼，最有可能是生长痛。青少年处于发育期，运动量又大，膝关节负担较重。也可能是骨骼长得快，拉伸周围的神经和肌肉产生疼痛。此外，如果户外活动时间不够，接触阳光少，缺钙，也有可能会造成膝盖疼。

薇薇，我这几天膝盖有点儿疼，可我没做剧烈运动啊。
很可能是生长痛，因为你正在长身体。

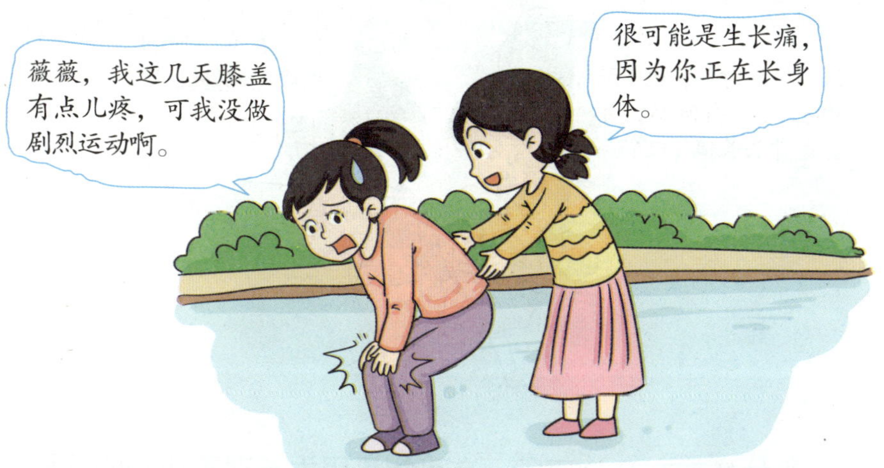

如果不是生长痛，就要考虑是不是因为运动过量导致膝盖部位损伤。还有一种原因，可能是膝关节化脓性感染或者风湿、类风湿。如果是这种疾病，会有发烧现象，要及时就医。

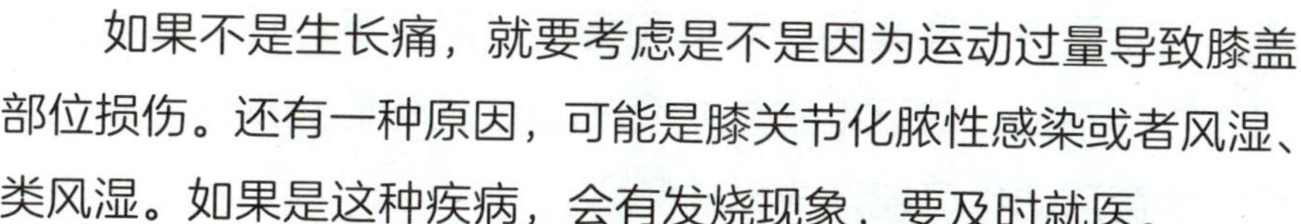

缓解生长痛，科学小攻略

- 热敷或者局部按摩，有效缓解疼痛。
- 合理饮食，注意补钙。
- 增加户外活动时间，多晒太阳。
- 疼痛严重，则要多休息，尝试就医。

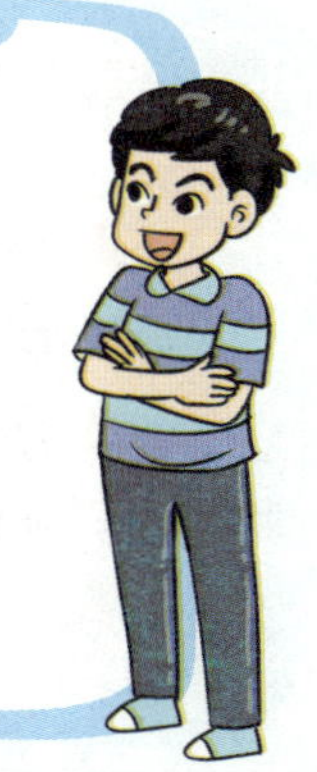

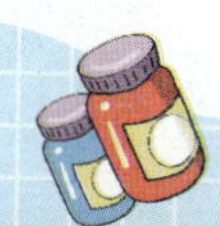

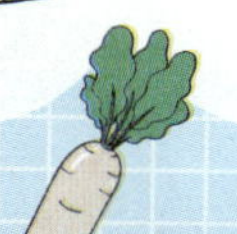

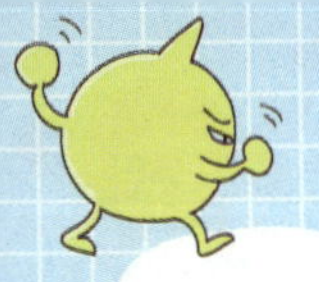

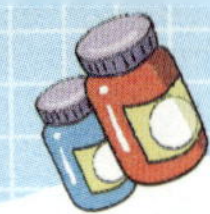

脊柱侧弯是怎么发生的？

脊柱侧弯在中小学生当中比较常见，表现为站直以后，双肩高度不一，个别同学还表现出驼背。姿态不好看不说，时间长了会导致腿长度不同，步态异常，还可能造成肌肉疲惫，影响心肺发育。

课间操的时候，我发现你有点儿高低肩，不会是骨头长偏了吧？
如果真的长偏了，我还在发育阶段，应该能调整过来吧。

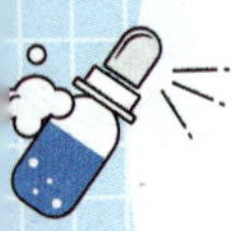

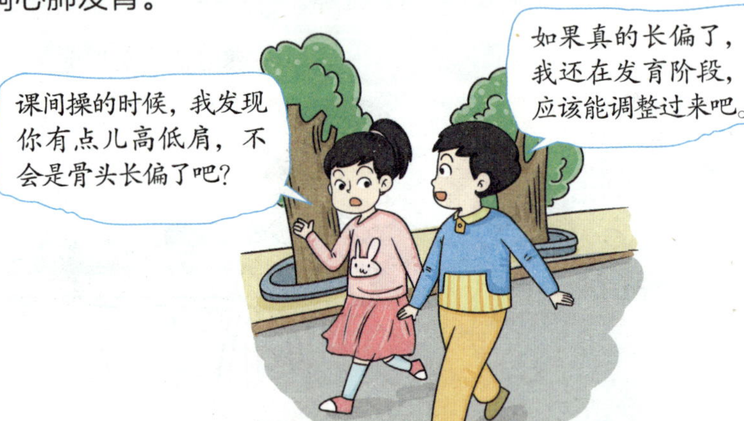

脊柱侧弯有几个原因：有可能是因为长期不正确的读写姿势，这就要考虑课桌椅的高度和身高搭配合不合理；也可能是因为营养不良，缺乏维生素 D 和钙造成的骨骼类疾病。缺乏足够的体育活动也可能造成脊柱侧弯。

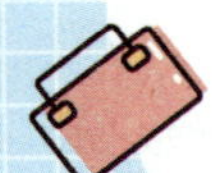

预防脊柱侧弯小方法

- 从小培养正确的读写姿势，端正体态。
- 配备适合学生身高的课桌椅，使用双肩包。
- 参加体力劳动和体育运动，定期体检，一旦发现问题，及时矫正。

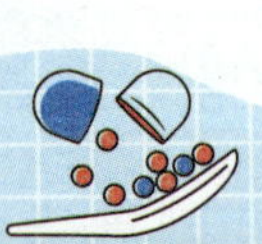

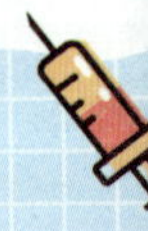

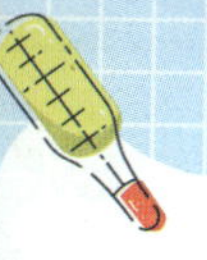

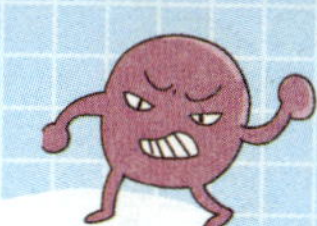

怎样预防近视？

近视在小学生中越来越普遍。其原因除了遗传，还可能是幼儿期发育过度，以及受到生活学习环境、不良用眼习惯影响。缺乏微量元素也可能诱发近视。

真奇怪，我眼睛总是有点儿干，看远处模模糊糊的。
是假性近视吧！你注意休息能调节过来，发展成真近视，就要戴眼镜了。

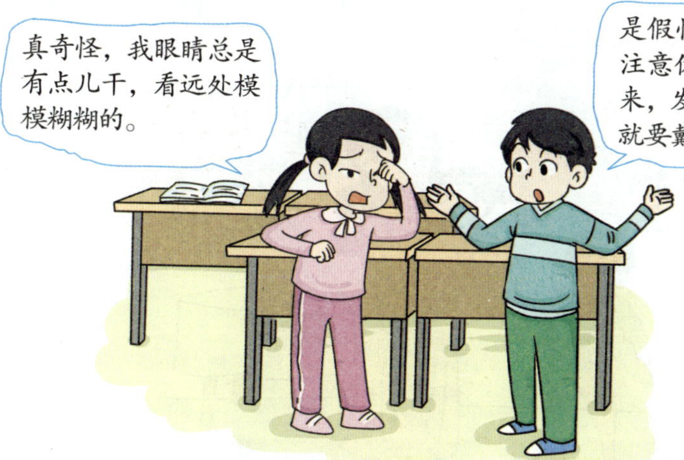

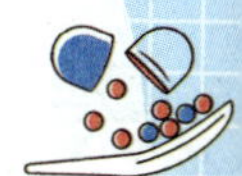

人在近视后，视物模糊，做某类工作会受到限制，在运动时也会产生不便，还可能因此受伤。老年时得白内障和青光眼的概率会增加。

预防近视小贴士

- 读写姿势要正确，不躺着看书，不在走路、坐车时看书。
- 注意让眼睛休息，做眼保健操，进行远眺。
- 减少手机和平板电脑的使用，少玩电子游戏。
- 定期检查视力，有近视倾向时及时就医。

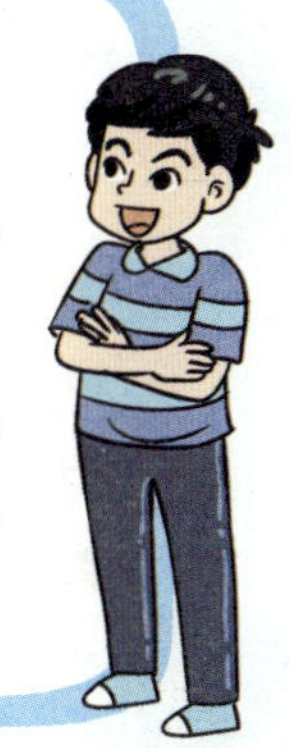

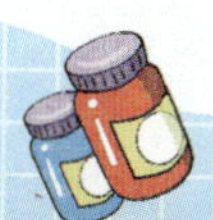

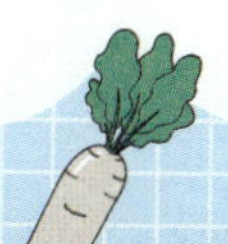

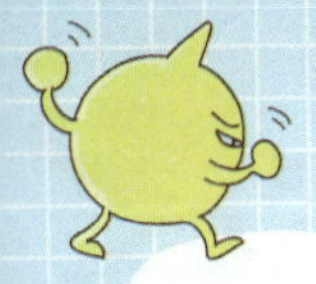

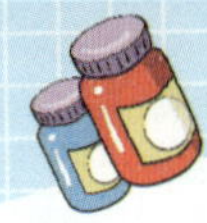

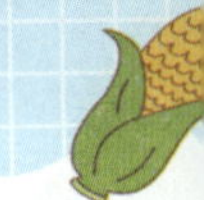

什么是手足口病?

手足口病是一种常见于 5 岁以下儿童，由肠道病毒感染引起的传染病。多发生在夏秋季，一般通过粪-口途径传播。食用被病毒污染的食物，接触患者及其分泌物或被病毒污染的衣物、用品等也可能被感染。

妈妈，妹妹的手脚上都长着小水疱，这是起疹子了吗?
这是手足口病，有传染性，最近你要勤洗手，不要碰妹妹的玩具。

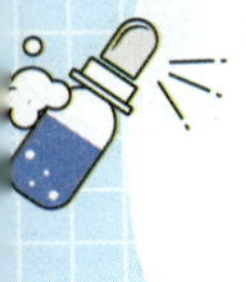

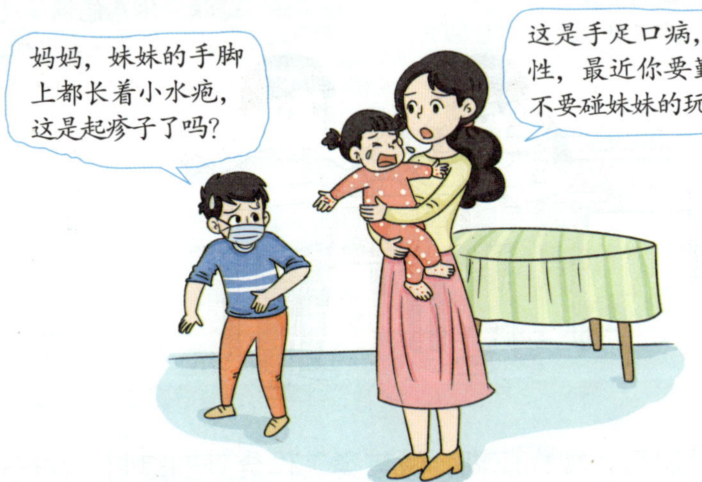

手足口病的潜伏期为 2 ~ 10 天，基本无症状。发病初期的症状像感冒，会发热、咳嗽、流鼻涕。然后口腔、手脚和屁股上就会出现带有红晕的疱疹，疱疹透明清亮。

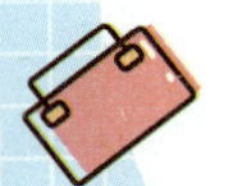

手足口病预防攻略

- 预防病从口入，要认真洗手，注意手部卫生。
- 不去人员密集的场所。去医院戴口罩。从外面回到家要消毒、洗手。室内常通风。
- 衣物被褥要经常清洗、晾晒和消毒。卫生用品、餐具、玩具要常消毒。

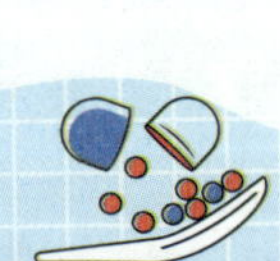

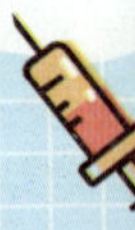

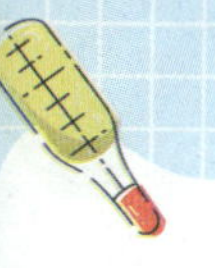

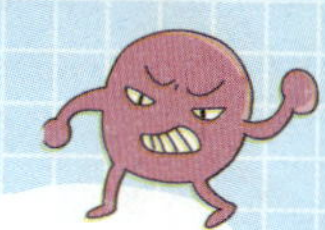

心情不好是病吗？

一时的心情不好不是病哟。人遇到不好的事情，出现烦躁、沮丧、生气等情绪，都是正常的心理状态。除非反应过激，做出出格的应对行为，才会被认为有心理问题。

我是不是得抑郁症了？这两天总是感觉特别郁闷。
黑板报
你只是和田田发生点儿小矛盾，不开心很正常啊，没大事儿。

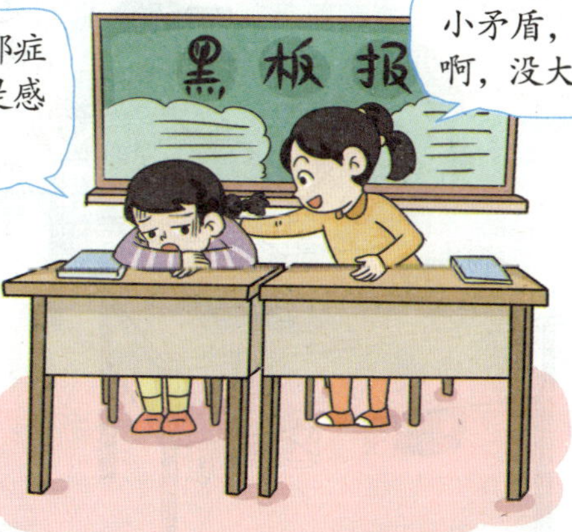

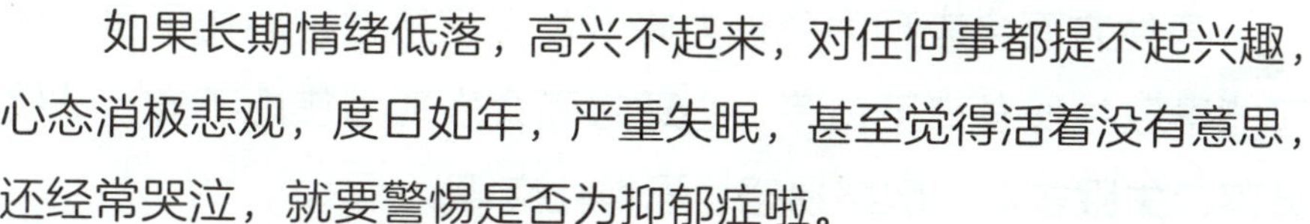

如果长期情绪低落，高兴不起来，对任何事都提不起兴趣，心态消极悲观，度日如年，严重失眠，甚至觉得活着没有意思，还经常哭泣，就要警惕是否为抑郁症啦。

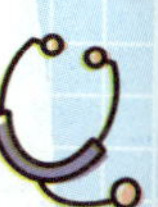

走出情绪低谷，解锁快乐

- 进行运动和锻炼，释放压力，平静心情。
- 培养兴趣，用心享受热爱的事情。
- 给自己订立切实可行的小目标。
- 接受不完美、会犯错的自己，不内耗。
- 和好友谈心，结伴出游。

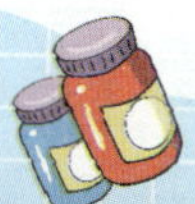

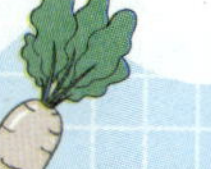

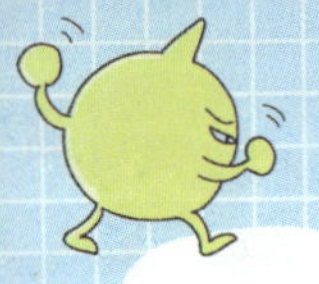

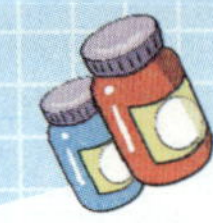

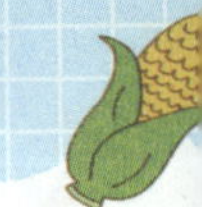

压力过大会带来疾病吗？

现代社会生活节奏越来越快，在这种情况下，同学们的压力通常来自学业。压力过大，就会带来多重影响，引发身体和心理疾病。

我这段时间总是会胃疼，但是去医院什么也没检查出来。
你最近缺少休息，应该是压力太大导致肠胃失调了吧。

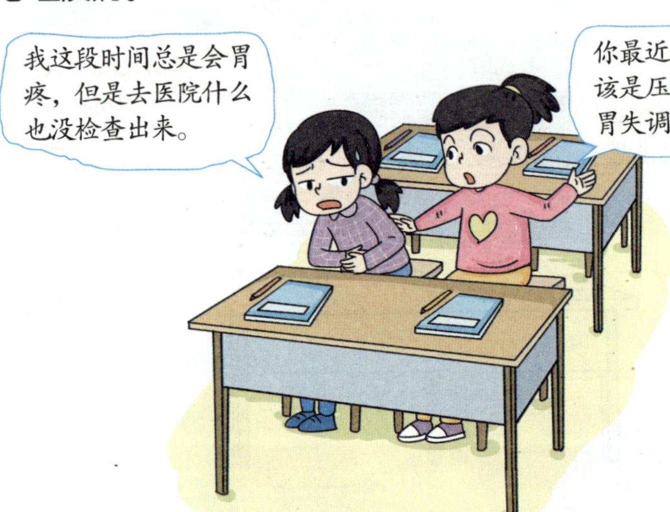

身体方面会表现为免疫力降低、经常感冒、消化不良，还可能导致生长发育不良等。心理方面会表现为焦虑不安、情绪低落、失眠多梦、敏感易怒、恐惧社交等。

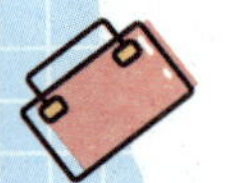

突破压力束缚小策略

- 接纳自己，正确看待自己的错误和不足，请老师和家长给出指导意见。
- 建立良好的时间规划，树立合理目标。
- 该玩的时候尽情玩，适当运动，注意劳逸结合，放松身心。
- 培养兴趣爱好，为情绪发泄找到合适出口。

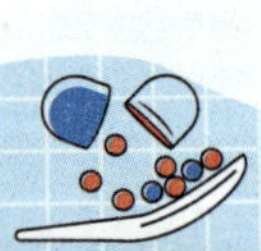

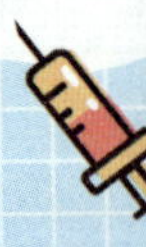

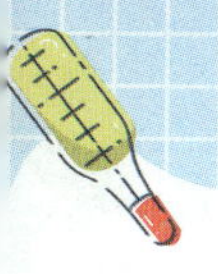

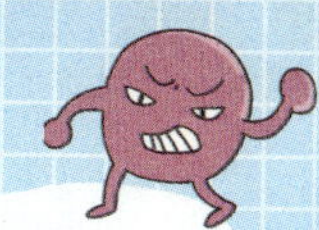

艾滋病是什么样的疾病？

艾滋病，英文缩写“AIDS”，是一种由人类免疫缺陷病毒 HIV 侵入人体的免疫系统，杀死免疫细胞大军后引发各种严重感染和恶性肿瘤致人死亡的全身性疾病。

我才知道，艾滋病病毒进入人体会杀死免疫细胞啊。
是啊，身体没人保护了，连小病都能要人命。

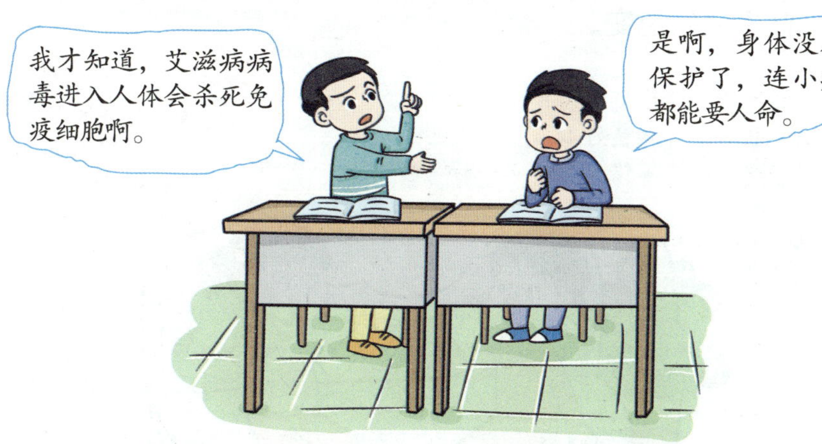

艾滋病一般有三种传播途径：性接触、血液感染和母婴传播。目前，还没有研制出有效治疗艾滋病的药物，只能最大限度地限制艾滋病病毒繁殖，在一定程度上维持免疫力，减轻病痛，延长生命。

艾滋病虽可怕，抵御有方法

- 蚊虫叮咬不会被传染，和艾滋病病人在日常生活和工作中发生接触也不用担心。
- 不吸毒，不通过非正规渠道输血。
- 不和别人共用洗漱用品和剃须刀。
- 不随意发生性行为。

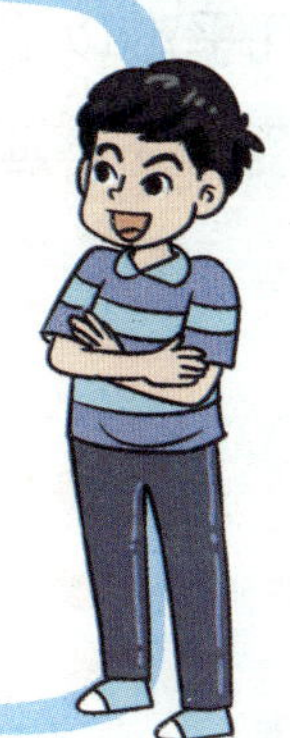

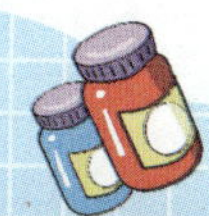

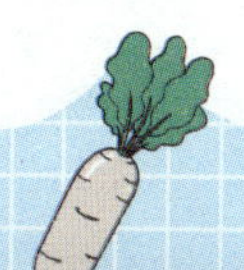

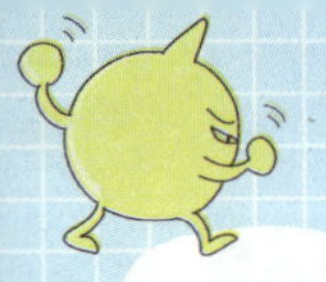
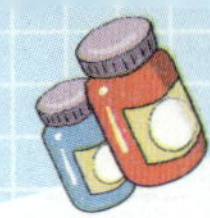
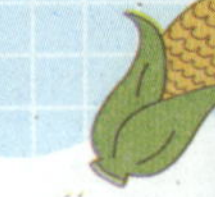

癌症为什么那么可怕？

癌症是人体内细胞发生病变，在多种因素长期共同作用下产生的恶性肿瘤。病变初期不易被发现，导致癌细胞发生扩散和转移，最后人体免疫系统和药物也拿它没办法，因此极难治愈，让人谈癌色变。

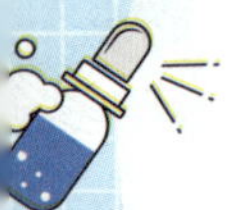

薇薇家有个亲戚得了癌症，但一直保持良好心态，现在状态不错。

看来人如果心态好，的确能战胜病魔啊。

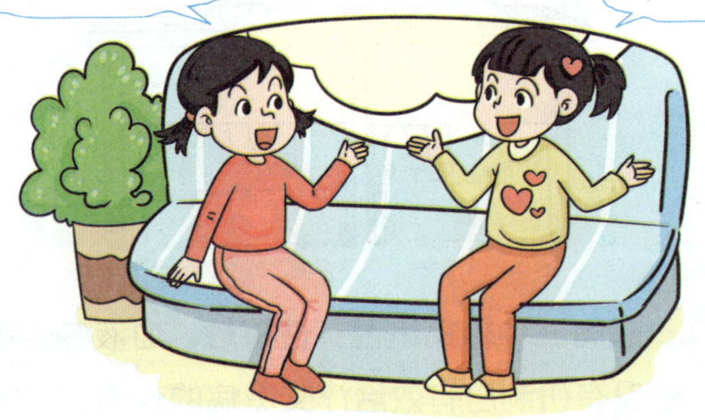

癌症没有传染性，但是严重威胁人类健康，越早发现，治愈的可能性越大，中晚期患者因为容易复发和癌细胞转移率高，几乎难以治愈。不过如果患者心态好，积极配合治疗，也会延缓病变，延长生命。

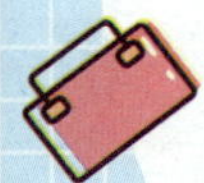

积极防癌，点滴做起

- 生活自律，饮食健康安全，加强体育锻炼。
- 保持心情愉悦，情绪稳定，注意劳逸结合。
- 定期检查身体。

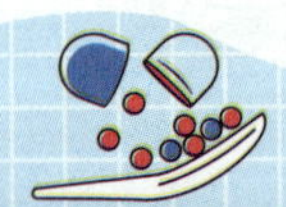
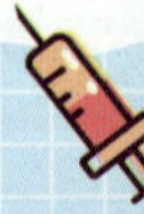

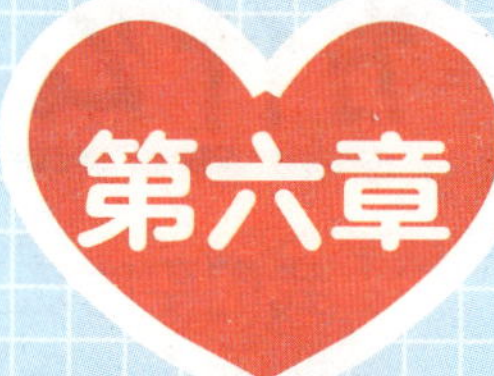

急救知识要记牢

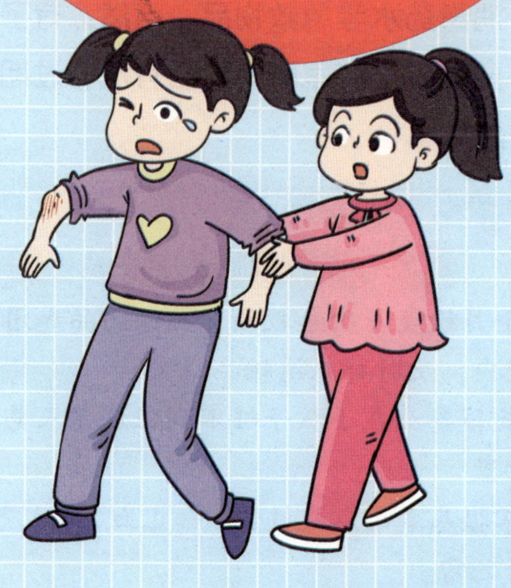

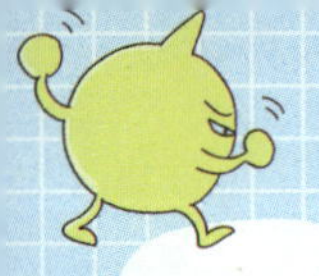

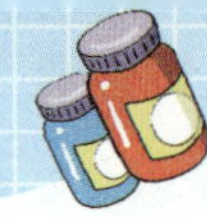

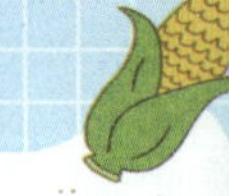

为什么要准备家庭急救箱？

我们平时玩耍、出行，总会出现磕碰、擦伤、流血、异物入眼等意外情况。所以，家里配备一个急救箱就很有必要。在家里人发生意外时，能及时处理，避免小伤口演变成大问题。

妈妈，我的手指流血了，有点儿疼。
别担心，我们家里有急救箱，妈妈帮你止血。

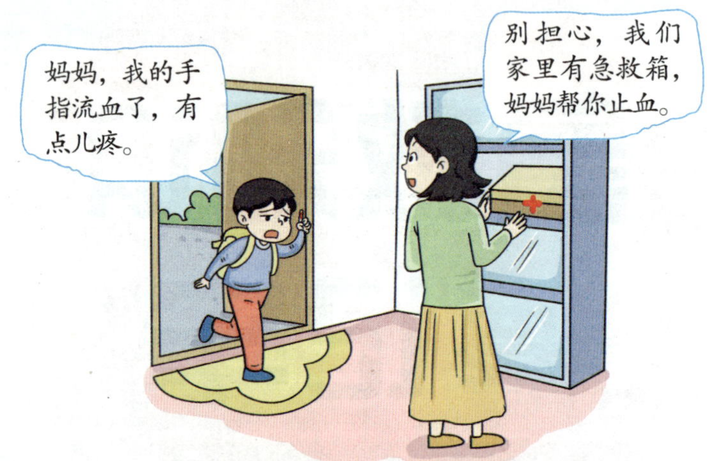

急救箱里除了放感冒药、胃肠药等家庭常备的药物，还应配备止血带、消毒药水等急救物品。当然，有了急救箱也不是一劳永逸的，要定期检查里面的东西有没有过期，用完了要及时补充。

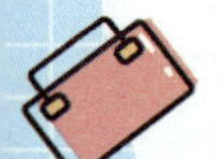

家庭急救小贴士

- 每个月检查一次急救箱，确保药品和用品在有效期内，及时补充消耗品。
- 急救箱要放在小孩子够不到但成年人易于取用的位置。
- 应掌握基本的急救技能，如止血、包扎等，以备不时之需。

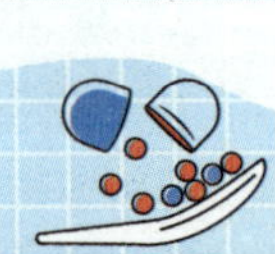

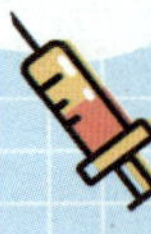

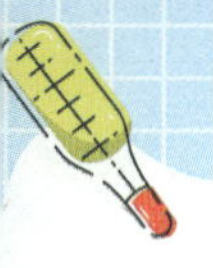
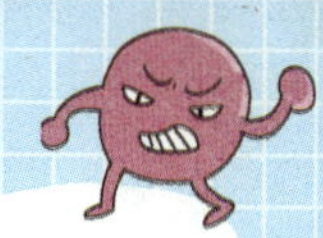

鼻子出血怎么处理？

鼻子出血其实是鼻子里面或附近的一些小血管不小心破了，流出血来。有时只是鼻涕里带点儿血丝，这种情况比较常见。但如果血流得很多，长时间停不下来，就要马上去看医。否则，你可能会因失血过多感到头晕或无力。

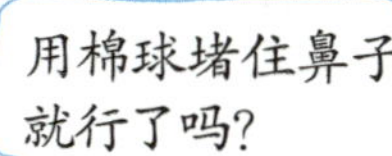

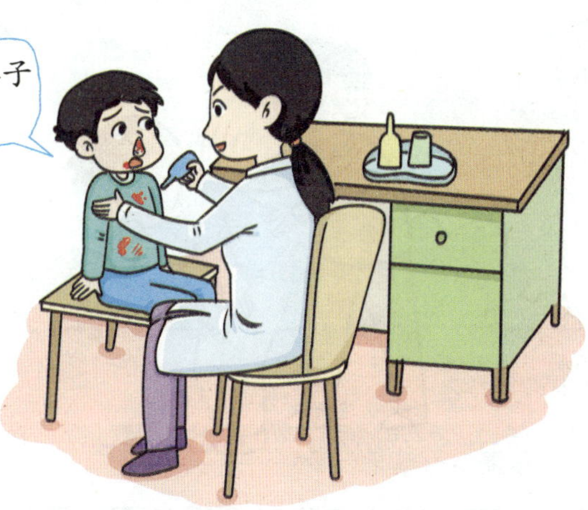
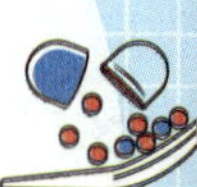

当你或你的朋友流鼻血时，先坐下来，用大拇指和食指紧捏鼻子两侧的鼻翼，保持 5 ~ 10 分钟，这样可以帮助止血。若出血不止，就把干净的棉球、软布之类的东西轻轻塞进鼻子里，帮助止血。用消毒棉球蘸取 1% 的麻黄碱能很快止血。

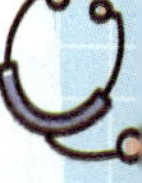

预防鼻出血小妙招

- 多喝水，保持鼻腔湿润。
- 避免用力擤鼻涕。
- 剪短自己的指甲，以免抠坏鼻腔。
- 偶尔可以用生理盐水冲洗鼻腔。

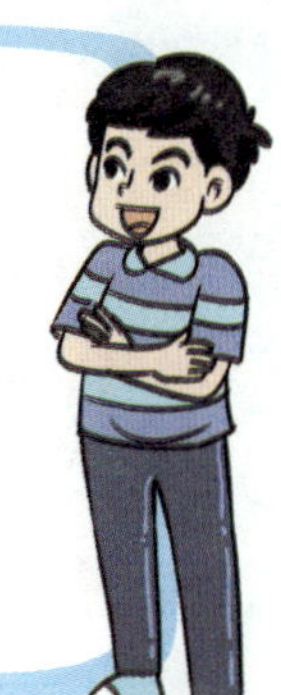
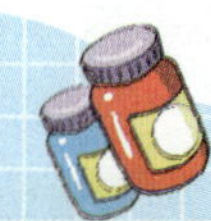
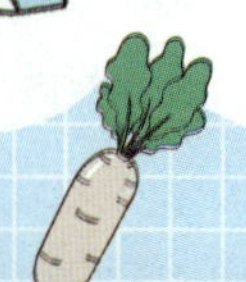

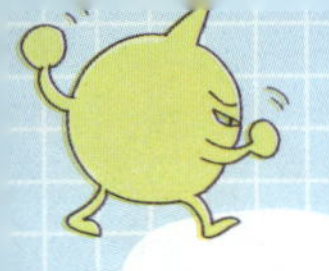
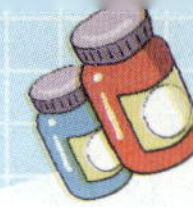
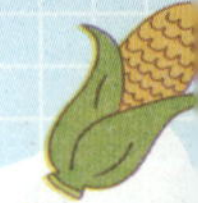

吃饭噎住了怎么处理？

当我们在享受美食的时候，可能会不小心让食物卡在喉咙里，这就是我们说的“噎住”。听起来可能有点儿小题大做，但这事可真不是闹着玩的！若不及时处理，可能会导致窒息，危及生命。

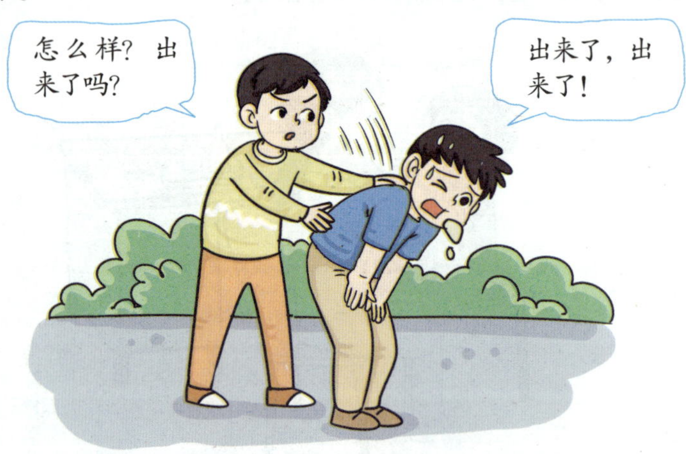

如果你看到家人或朋友吃东西噎住了，可以通过让其喝水或尝试催吐来解决。如果他们不能咳嗽或呼吸，你要立刻采取行动，站在他们身后，把拳头放在他们的肚脐上方，快速向内和向上推，来帮助他们清除异物。这种方法也叫“海姆立克急救法”。

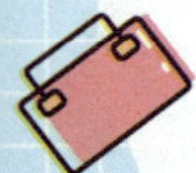

这样做能预防噎住

- 专心进食，避免边吃边玩或说笑。
- 食物大小要适宜，吃易于咀嚼和吞咽的食物。
- 养成细嚼慢咽的习惯，避免狼吞虎咽。

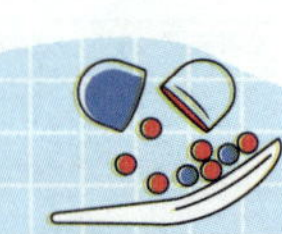
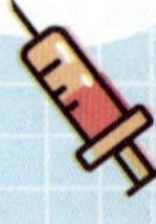

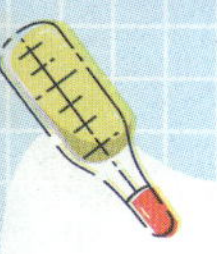

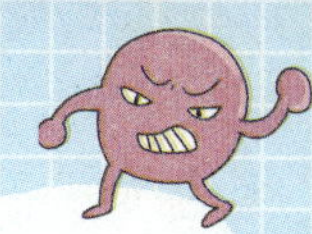

食物中毒如何处理？

如果你不小心吃到不太对劲儿的东西，不幸发生了轻微食物中毒，要喝大量的水来帮助稀释体内的有害物质。若误食了强酸或强碱等有害物质，就及时喝一些米汤、鸡蛋清、豆浆或牛奶，这些食物能保护我们的胃黏膜。

哎呀，我肚子好疼，还想吐！
快喝白开水，这能稀释肚子里的有害物质，再用手指催吐。

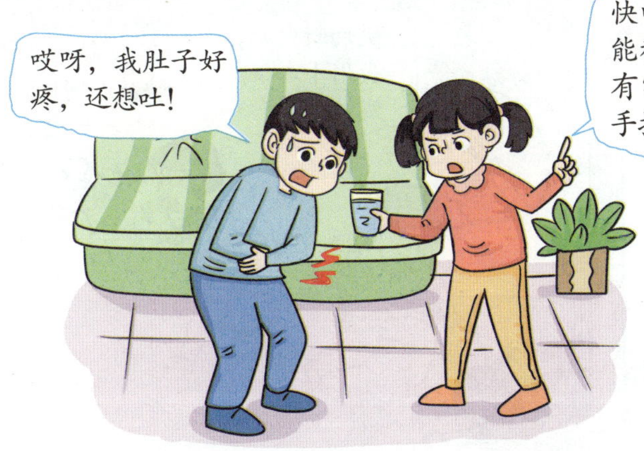

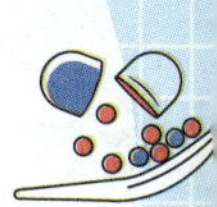

如果你吃了坏掉的东西，可以用手指轻触喉咙后部，让自己吐出来，先给身体来个“快速清理”，把脏东西赶紧排出去。也可以在医生指导下吃帮助排便的药，让坏东西快点儿离开身体。

食物中毒的常见原因

- 细菌污染：如沙门氏菌、大肠杆菌等常存在于未煮熟的肉类、蛋类或被污染的食物中。
- 病毒或寄生虫污染：这些微生物会在食物中繁殖，导致食物中毒。
- 毒素摄入：某些食物在不当储存或加工后可能产生毒素。

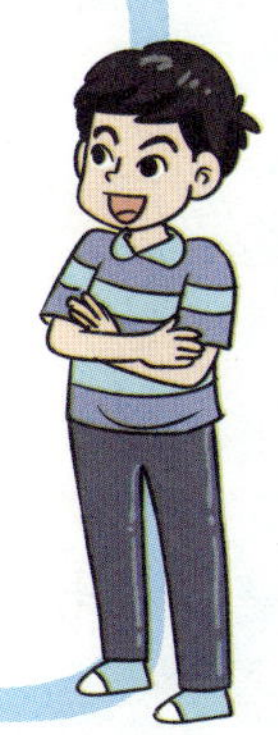

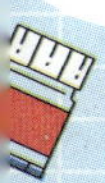

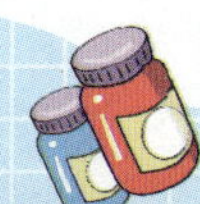

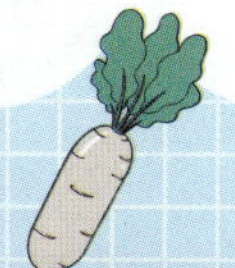

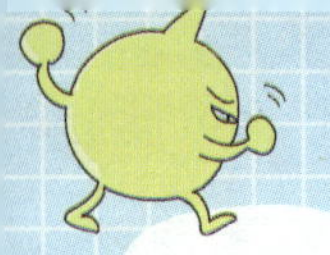

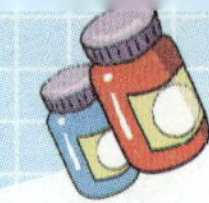

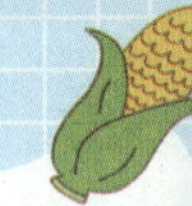

发生触电应该怎么处理？

触电是生活中一种常见的意外伤害，常由直接接触裸露电线、插座或电气故障引发。这不仅会对皮肤造成伤害，还可能干扰心脏或呼吸系统，甚至危及生命。快速而正确的应急处理可以降低伤害，甚至挽救生命。

快切断电源，我用干木棍把线挑开！
有人触电啦！快救人啊！

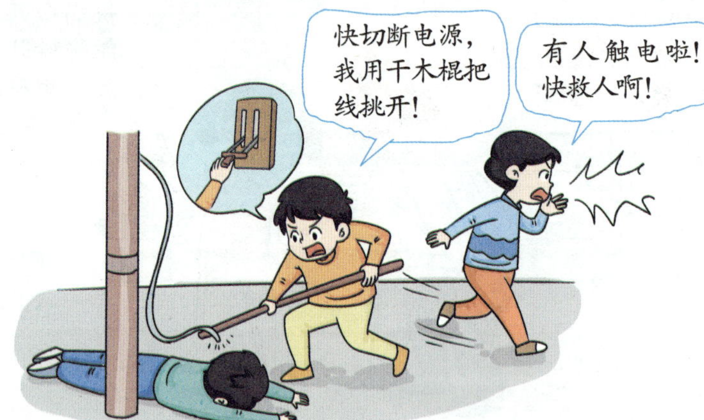

发现有人触电了，我们要第一时间切断电源。如果无法迅速找到电源或够不着，可以用干燥的木棒或其他不会导电的东西，比如塑料或橡胶制品挑开电线。触电者离开电源后，我们要迅速把他移到通风干燥的地方，让其平躺下来，便于顺畅呼吸。

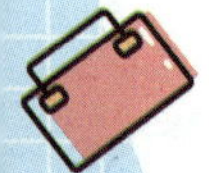

预防触电小妙招

- 确保家中电线、电气设备完好无损。
- 使用防触电插座盖。
- 远离电器、电线，不用湿手接触开关或插座。
- 让家长定期检查电路安全，及时修理或更换老化电线。

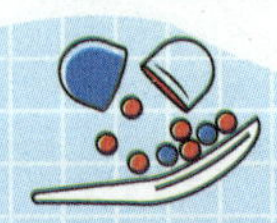

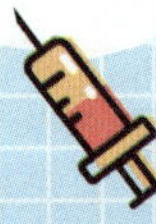

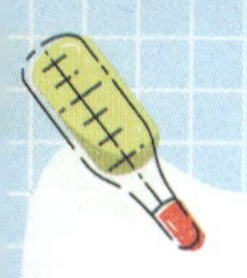
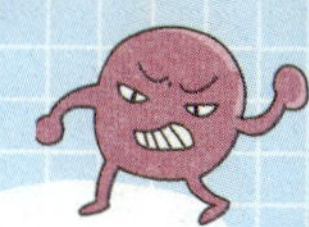

外伤流血如何处理？

我们在日常活动中难免会跌倒、碰伤，导致皮肤破损出血。掌握正确的止血和伤口处理方法能有效预防感染。不管哪里流血，记得按住伤口和心脏之间靠近伤口的地方。如果用止血带，每半小时放松 3 ~ 5 分钟再绑回去，这样血流才会畅通。

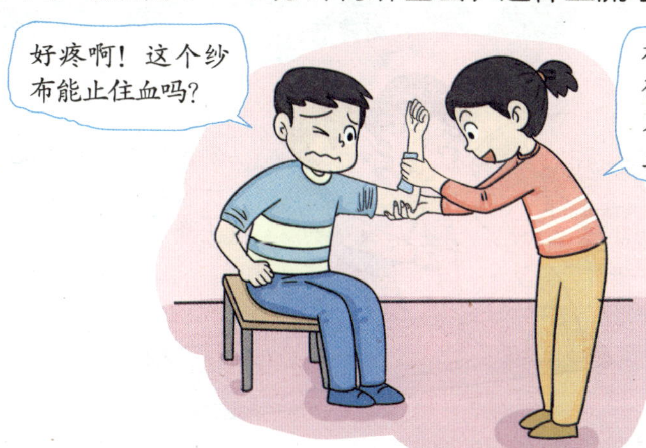

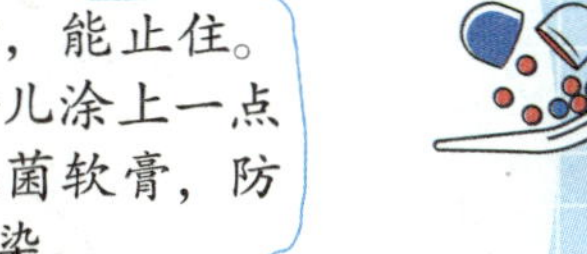

如果你的手臂受伤流血了，要先轻轻地把手臂抬高，然后用四指压在手臂中间的内侧，这样可以帮助止血。其他部位若出血，也是类似的做法。如果流血不止或情况严重，要直接去医院。

外伤止血小贴士

- 直接压迫：用干净纱布止血，然后用酒精或碘伏消毒。
- 手术止血：受伤情况严重，就要用止血带等进行止血，再用干净的纱布等简单包扎后，尽快去医院进行处理。

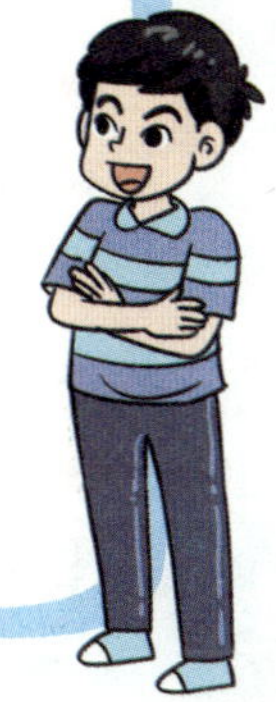

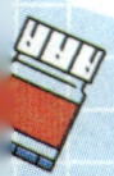
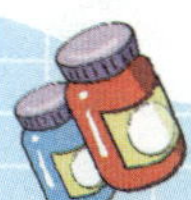
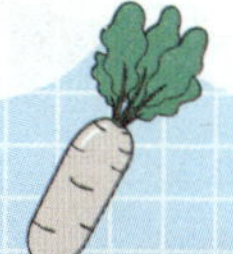

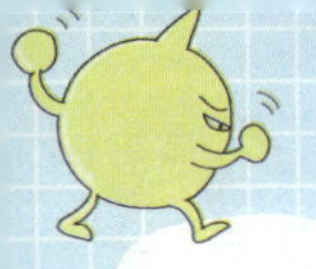

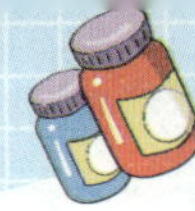

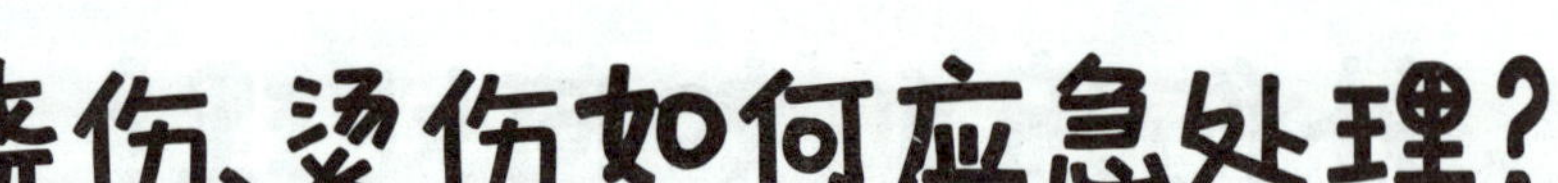

烧伤、烫伤如何应急处理？

日常生活中，我们可能因意外接触高温物体或液体而发生烧伤或烫伤。如果伤的只是表皮，没有破皮，就不算严重，新皮肤很快就会长出来。你可以用冷水冲洗伤处，这样能减轻疼痛。

被热水烫到了，
好疼啊！
别怕！用冷水冲洗一会儿，包扎后就不疼了。

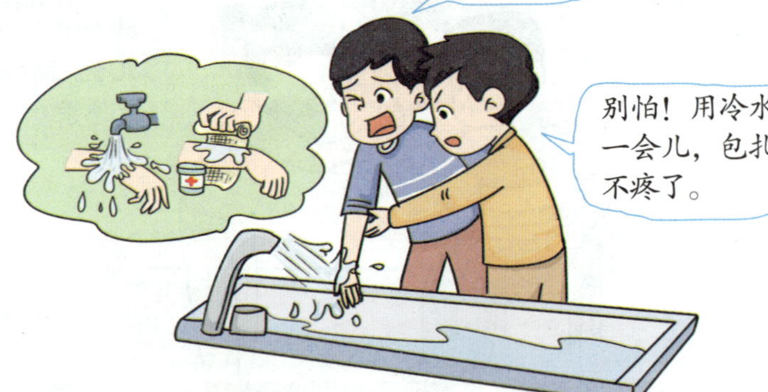

对于轻度烫伤，不可以用酱油或蜂蜜等涂抹伤口，这样做不仅不能止疼，还容易增加感染风险，影响伤口愈合。如果烫伤的面积很大，或者皮肤问题严重，就要赶紧去医院，让医生帮忙清理伤口，做专业的处理，防止感染。

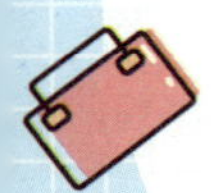

烧伤、烫伤急救小贴士

- 避免使用冰块或冰水，这样做可能会导致皮肤血管急剧收缩，加重损伤。
- 出现水疱后不能自行戳破，以免感染。保持水疱完整，让医生处理。
- 伤口破溃时，不能用酒精或白酒消毒，会加重损伤。

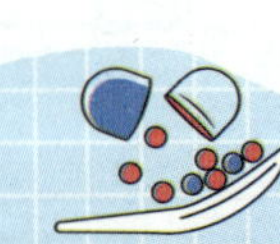

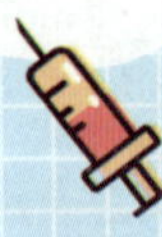

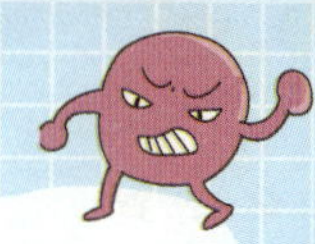

被动物抓伤或咬伤了怎么办？

若不幸感染了狂犬病病毒，并且没有及时治疗，一旦发病，病死率接近 100%。所以，在与宠物或野生动物互动时，若被抓伤或咬伤要及时正确地处理伤口，这样能有效预防感染和疾病传播。

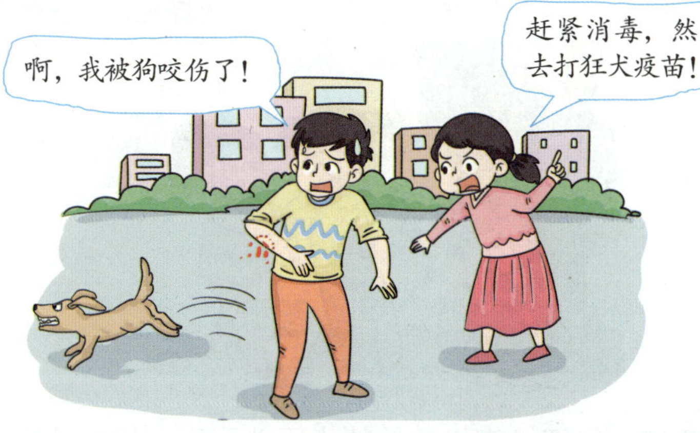

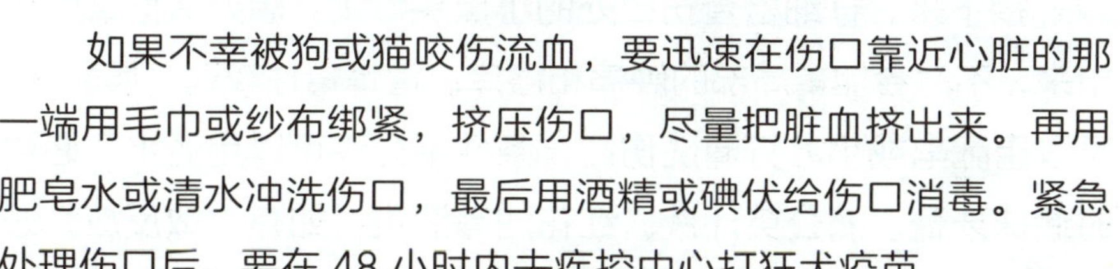

如果不幸被狗或猫咬伤流血，要迅速在伤口靠近心脏的那一端用毛巾或纱布绑紧，挤压伤口，尽量把脏血挤出来。再用肥皂水或清水冲洗伤口，最后用酒精或碘伏给伤口消毒。紧急处理伤口后，要在 48 小时内去疾控中心打狂犬疫苗。

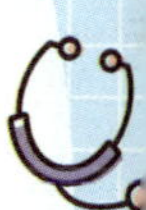

被动物抓伤、咬伤后的注意事项

- 避免用嘴吮吸伤口，因为口腔中的细菌可能导致伤口感染。
- 如果是家养宠物，可确认其狂犬疫苗接种情况，并观察其 10 天内健康状况。
- 不要抱有侥幸心理，以免错过最佳治疗时机。

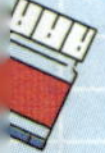

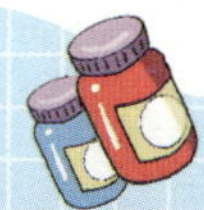

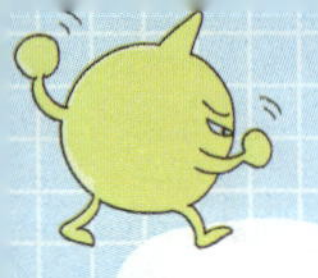

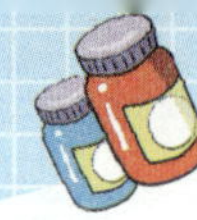

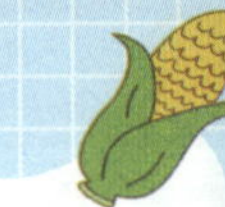

被蜜蜂蜇伤该怎么处理？

外出游玩时，我们可能会被蜜蜂蜇伤。这时，我们应该第一时间远离蜂巢或去往空旷的地方，蜜蜂蜇人是因为它们觉得面临着威胁，人只要远离，就会相对安全，不会再被攻击。

好疼啊，我害怕还有蜜蜂要蜇我！
我们先离开这里，蜜蜂觉得我们不会伤害它们，就不会蜇我们了。

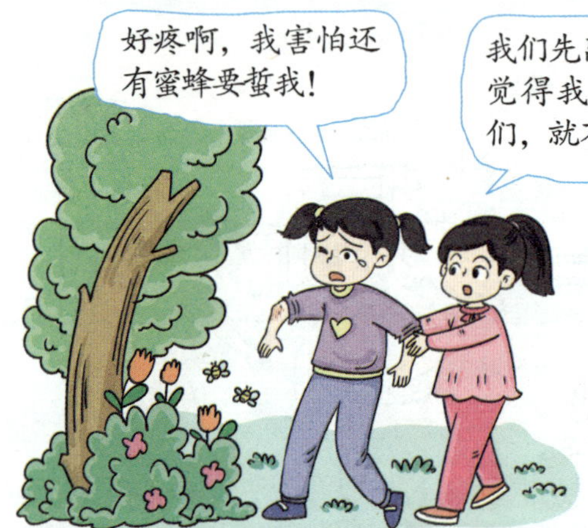

接下来，仔细检查伤口处的小黑头毒刺，想办法把毒刺拔出来，不然会加重局部的肿痛和瘙痒。蜜蜂毒性较弱，属酸性，可以用肥皂或小苏打清洗伤口，条件不允许可以用清水。必要时涂抹牙膏、蒲公英汁液、红花油等消炎。如有过敏反应，必须立即就医，以免情况加重。

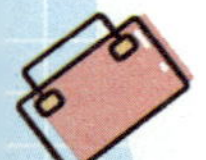

躲避蜜蜂蜇伤小办法

- 去野外或公园游玩，尽量不穿大红色和黄色的衣服，避免吃甜食、喝饮料。
- 靠近花朵要左右观察，看见蜜蜂不要动手驱赶和靠近。
- 不靠近养蜂场和蜂巢，不恶意捣坏蜂窝。

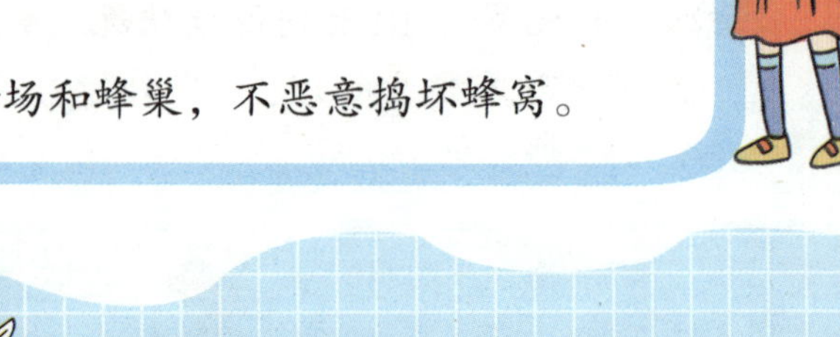

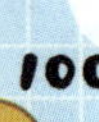

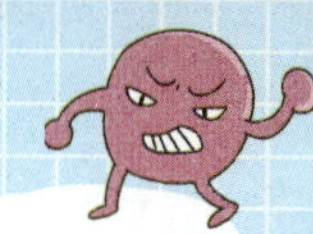

燃气泄漏该怎样急救？

燃气是一种易燃、易爆、有毒的气体，如果发生泄漏，可能导致火灾、爆炸或中毒等严重后果。在厨房做饭时如果感觉头晕、头痛，或是恶心想吐，这可能是轻微的燃气中毒，要关掉阀门，及时开窗通风。

厨房里怎么有股臭鸡蛋的味道？
一定是燃气泄漏了，别开灯，赶快关掉燃气阀，打开窗户！

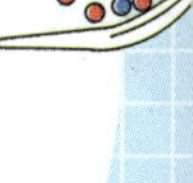

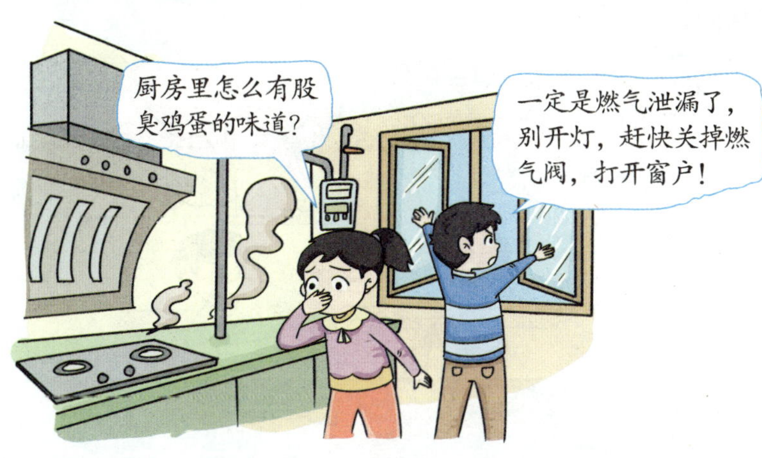

如果情况严重，比如有人已经意识不清，牙关紧闭，全身抽搐，脸色和嘴唇变得红红的，这是重度煤气中毒。要迅速行动，除了打开所有门窗，还要把中毒的人转移到空气流通好的地方，让他们顺畅呼吸。

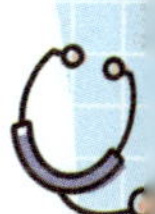

燃气泄漏应急处理步骤

- 关闭燃气总阀，开窗通风。
- 不要开关任何电器，也不要在室内打电话。
- 迅速离开现场到安全的地方。
- 拨打燃气公司抢修电话或 119 报警，告知燃气泄漏情况。

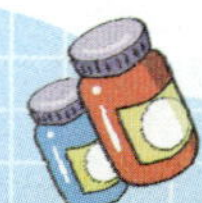

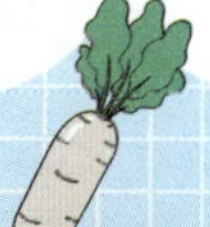

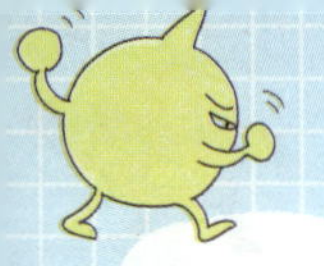

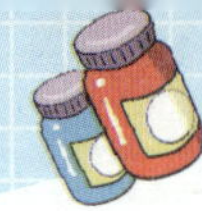

发生火灾如何逃生？

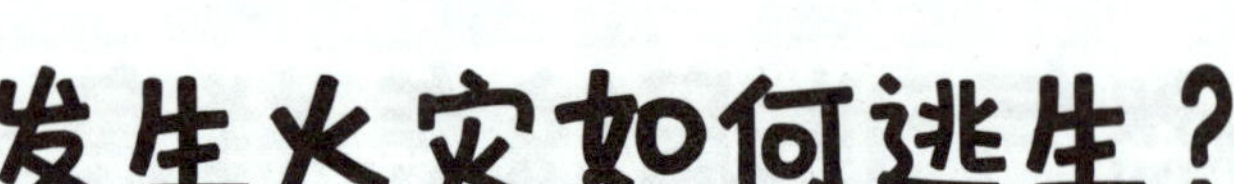

火灾是一种突发性强、危害性大的灾害。掌握正确的逃生方法，能在关键时刻保护自己和周围人的生命。发生火灾时，我们会呼吸困难，甚至烟雾中毒。这时要用湿毛巾或口罩捂住鼻子和嘴，匍匐前进。如果有可能，用湿毯子把自己裹起来再往外冲。

好呛啊，我受不了啦！
别怕，用湿布捂住鼻子和嘴，往出口爬。

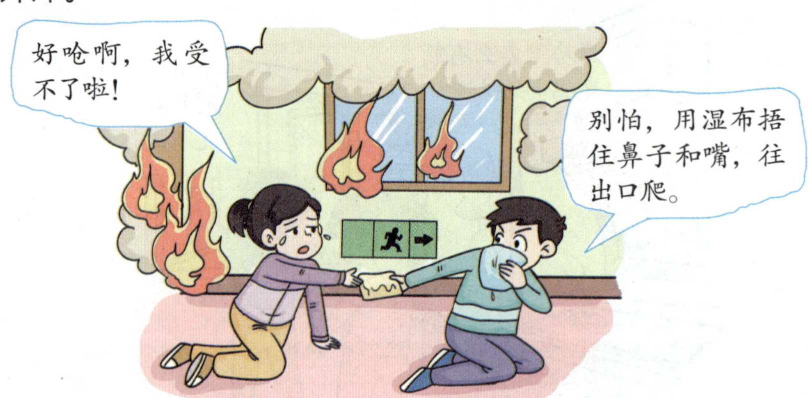

住在低层，你可以用身边的绳索、床单或窗帘做成一个简易的救生绳，用水打湿可以减少摩擦。再从窗台或阳台沿着绳子滑到下面的楼层或地面。住在高层应尽量待在阳台或窗口，大声呼喊，挥动手臂或者衣物，便于救援。

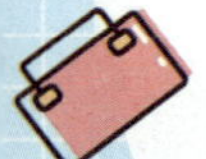

家庭急救小贴士

- 熟悉家中和学校的各个安全出口，制订逃生计划。家中安装烟雾报警器，以便及时发现火情。
- 定期演练火灾逃生，提高应急反应能力。
- 逃生时不要贪恋财物。

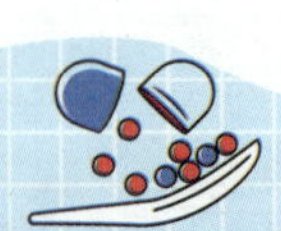

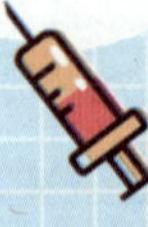

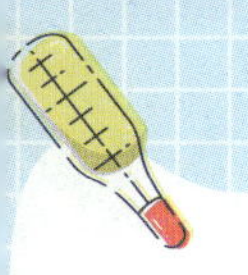

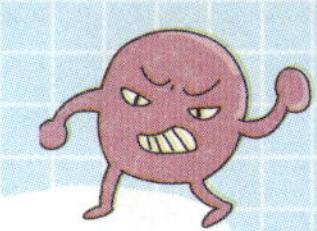

遇到地震如何自救？

地震是一种破坏力大的自然灾害，且有不可预测性。如果你在家里，且住在一楼，地震时可以迅速跑到外面空旷的地方。如果你住在较高的楼层，不要急着往外跑，那样会更危险。最好的做法是躲在狭小的空间，这样可以更好地保护自己。

我们什么时候
可以出去？
等摇晃停止后，再
从安全通道撤离，
不能坐电梯！

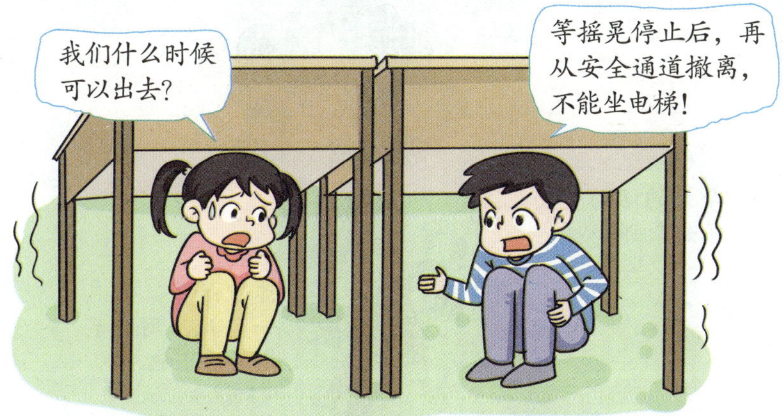

商场、学校等公共场所人比较多，地震来了千万不要慌。要第一时间找个安全的地方躲起来。你可以快速躲到结实的桌子下面，最好是有柱子支撑的地方。远离玻璃墙、玻璃窗和吊灯，等到周围没那么乱了，再慢慢移动到更安全的地方。

地震自救要点

- 迅速判断周围环境，保持冷静，不要慌乱。
- 在户外应迅速跑到空旷地带，远离建筑物、树木、电线杆等可能倒塌的物体。
- 地震停止后，不要立即返回室内，因为可能发生余震。

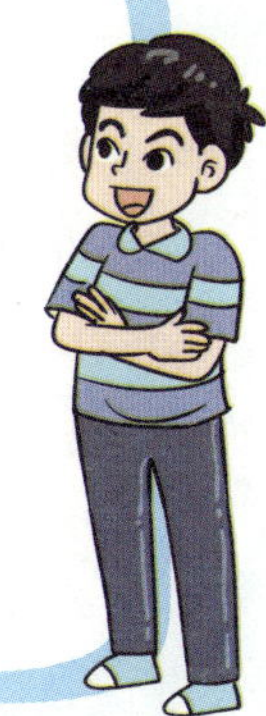

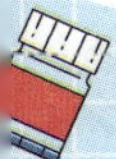

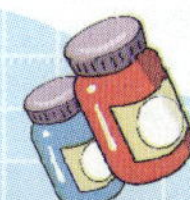

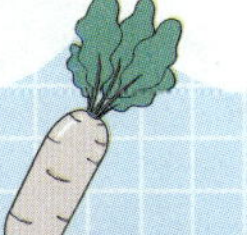

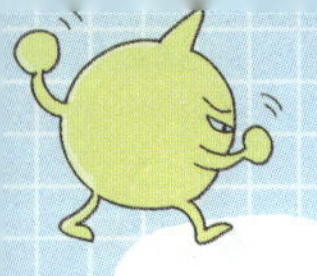

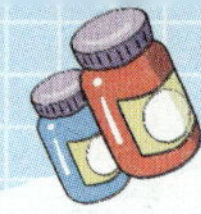

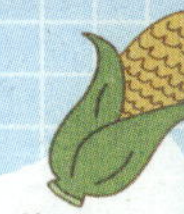

怎样预防中暑？

夏天，我们在户外活动时，会长时间暴露在高温环境中，这会扰乱身体的调节功能，出现头痛、头晕、口渴、面色泛红等情况，需要及时干预和治疗。中暑本身没有传染性，所以，无须特别针对传染源和传播途径进行防护。

今天的活动量太大，头好晕哪！
你中暑了，休息一会儿，用凉毛巾敷一下吧。

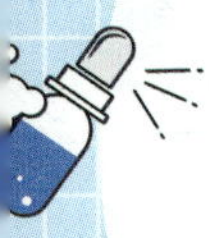

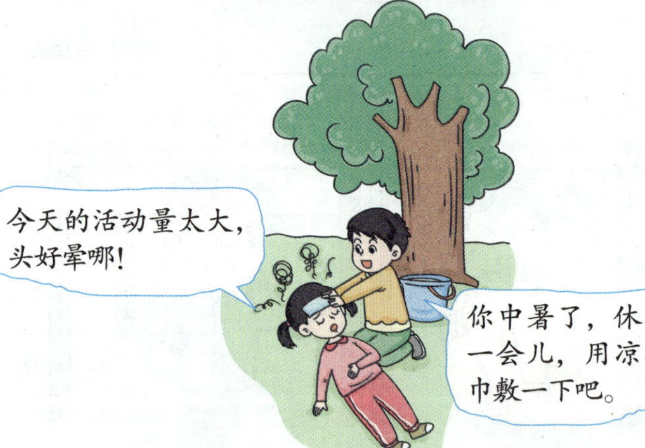

如果有人中暑，要赶紧到凉快的树荫下或室内休息，解开中暑者的衣扣，让身体散热。可以用 40% 浓度的酒精或者温水轻轻擦洗全身，帮助身体降温。如果中暑者发高烧、昏迷或者抽搐，要立刻送医院。

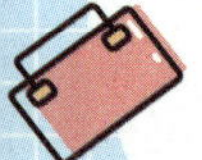

预防中暑，我有办法

- 避免高温时段外出活动，尽量穿浅色、透气的衣服。
- 随时补充水分，少吃高油脂的食物。
- 避免长时间剧烈运动。
- 在室内活动时，尽量保持通风。

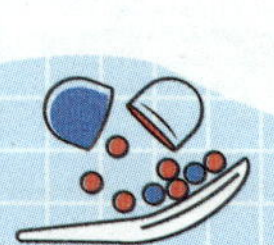

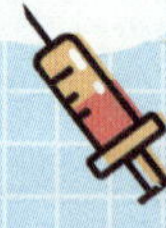

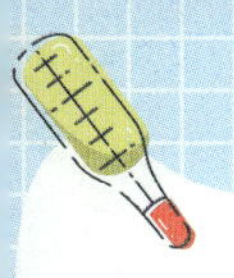

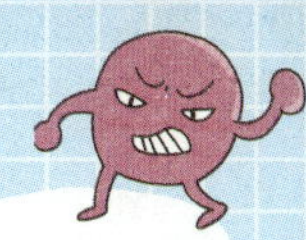

发生溺水怎样急救？

当水进入呼吸道和肺部时，我们得不到充足的氧气，就会窒息。如果水进入血液，会让血液里的盐分和其他物质变得混乱，我们的身体组织会遭到损害。严重的话会使我们的呼吸停止，心脏也会停止跳动。

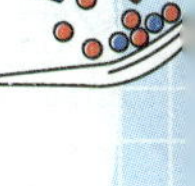

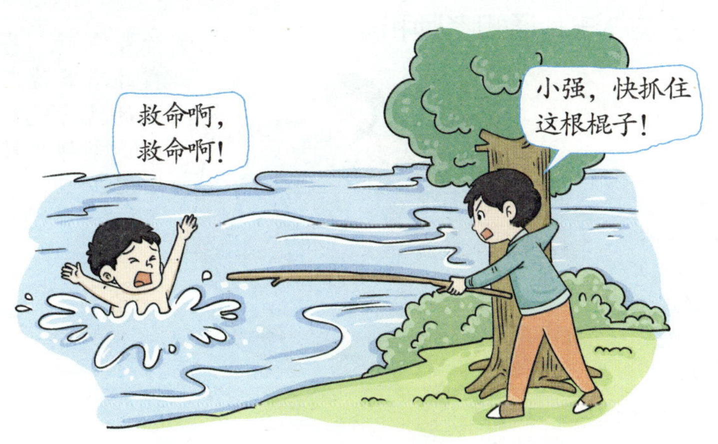

如果你不会游泳，千万不要跳进水里去救人，你可以在岸上用工具来帮助溺水者上岸。如果溺水者有呼吸，我们需要先帮他把肚子里的水排出来。如果溺水者没了心跳和呼吸，需要立刻做心肺复苏。在进行这些急救的同时，要让身边的人拨打120求助。

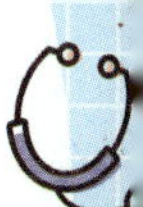

溺水急救小贴士

- 应远离危险水域，避免独自玩水。
- 掌握基本的心肺复苏流程和溺水急救知识。
- 加强安全意识，提高自我保护能力。

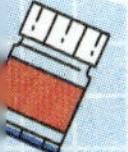

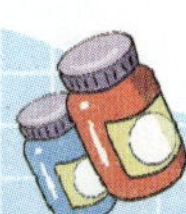

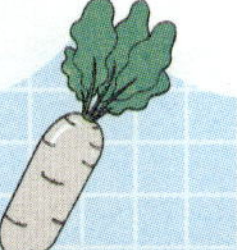

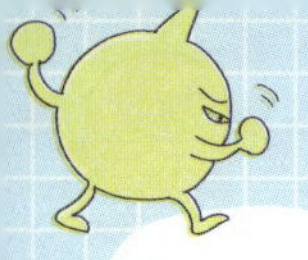

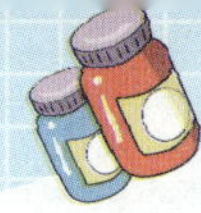

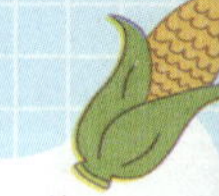

从高处坠落该怎样急救？

我们在学校寄宿时，也许会出现睡觉不老实摔下床，或者脚滑从高处跌落的情况。这时，千万不要随意挪动和拖拽身体，以免造成二次伤害。先确定意识是否清醒，如果伤者昏迷，要查看呼吸和心跳，并马上叫救护车，说明地点和症状，询问力所能及的急救办法，通知老师和家长。

你先别动。告诉我还有其他不舒服的地方吗？我告诉老师叫救护车吧。
我屁股和头好疼，有点儿晕。

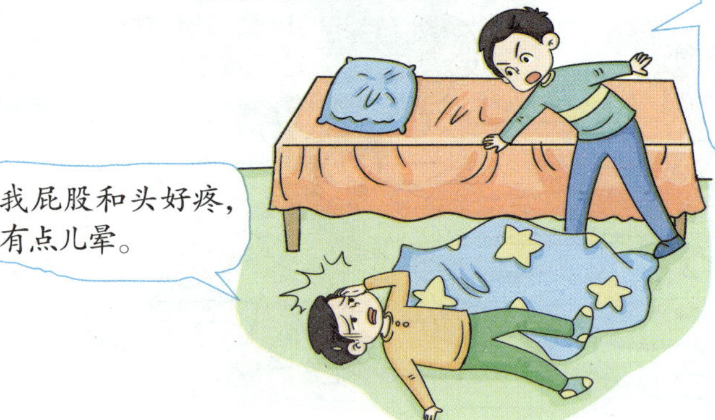

如果伤者清醒，先询问他的感觉并检查，如有出血情况，就在出血点和心脏之间位置进行止血。如果嘴、下巴受伤，要检查嘴里有没有异物并清理，之后给伤者解开纽扣，通知家长和老师，叫救护车。

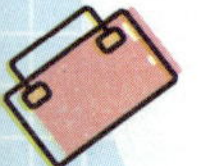

谨防高空坠落

- 宿舍床铺要装好防护栏。
- 登山爬高，要在安全范围内，拍照要远离边缘。
- 遇到有天井的商场，不要倚靠栏杆和挡板。

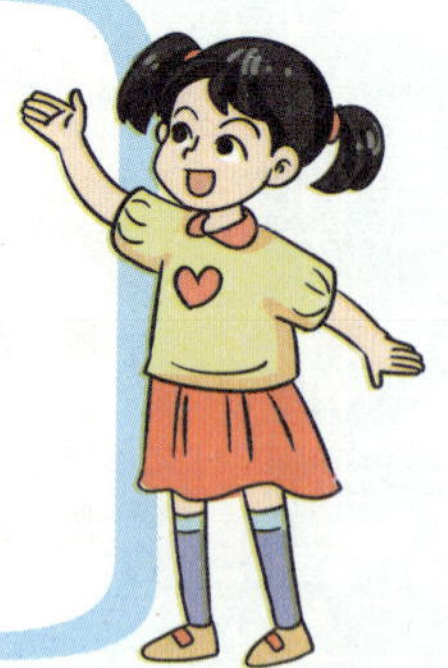

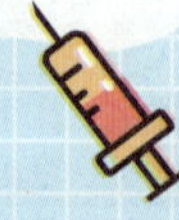

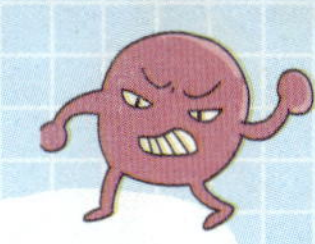

发生关节脱臼怎样处理？

关节脱臼是指骨头在关节处错位，不在它们应该在的位置。这种情况通常是由于外力，比如摔倒或者撞击导致的。最常见的是肩关节、肘关节、下巴和手指关节错位。

我的肩膀脱臼了，不能动了，好疼啊！
我帮你处理！肩膀保持不动，我用外套帮你固定一下，然后找医生帮你复位。

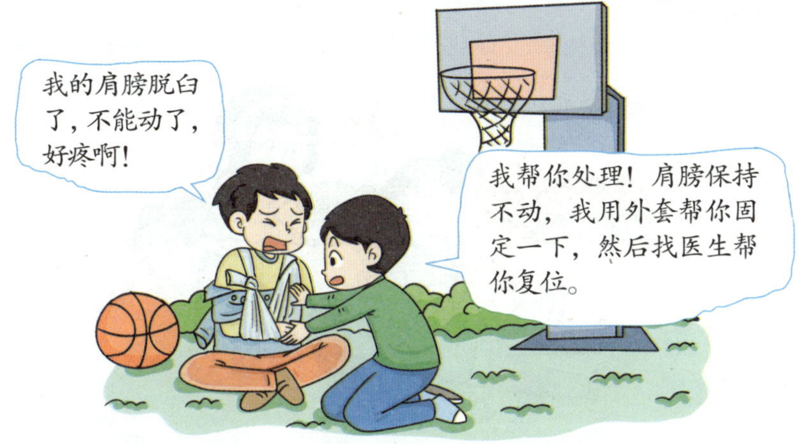

脱臼不只是骨头错位那么简单，周围的软组织，比如韧带、软骨和肌肉也可能受伤。关节周围可能会肿起来，有时候还会有血肿。如果不及时处理好，血肿会变硬，关节可能会粘在一起，这样关节就不能正常工作了。

关节脱臼急救措施

- 保持冷静，避免慌乱。
- 用衣物等柔软材料将受伤的关节固定在舒适的位置，避免进一步移动。
- 不要自行将关节复位，以免造成二次伤害。
- 在受伤部位敷上冰袋，以减轻肿胀或疼痛。
- 立即前往医院或拨打急救电话。

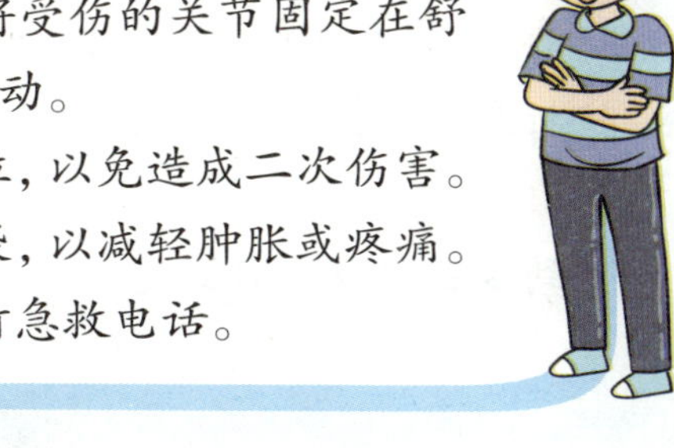

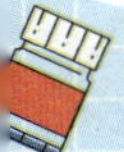

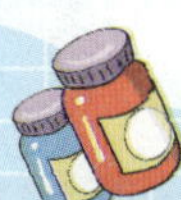

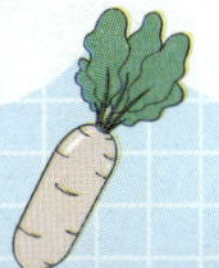

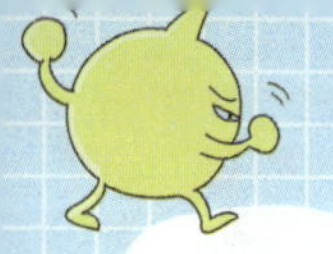
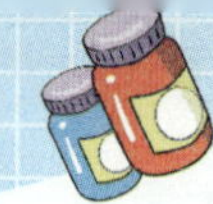
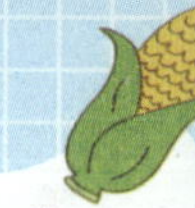

遇到有人昏迷怎么急救？

如果你从沙发或地板上突然站起来，感觉头昏眼花，甚至感觉要晕倒，是因为你的动作太快，血液一下子没能及时流到大脑，造成了短暂的缺血。这时，你可能会脸色变白，心跳加速，需要休息一下。

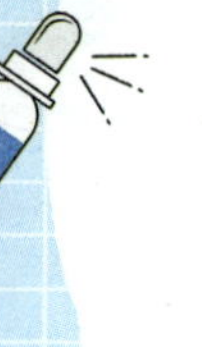
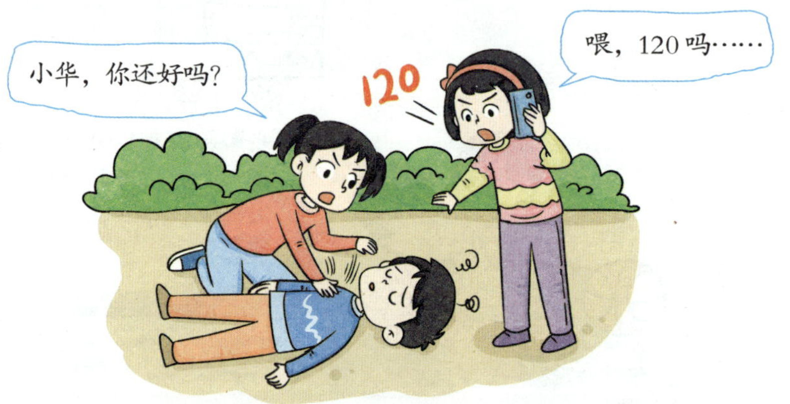

如果有人因为低血糖晕倒了，我们要立刻让他平躺下来，给他喝一些高浓度的葡萄糖水。同时，可以轻轻按他嘴唇上方正中的凹痕（也叫人中），帮他恢复意识，并尽快送他去医院。

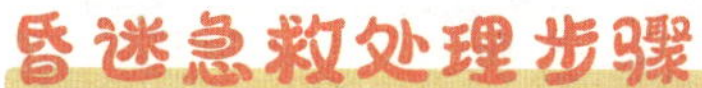

昏迷急救处理步骤

- 接近患者前，确认周围无交通、用电危险。
- 轻拍患者肩膀并大声呼喊，观察有无反应。
- 若患者无反应，立即呼叫周围人协助，并拨打急救电话。
- 如患者无呼吸和脉搏，立即进行心肺复苏，直到专业急救人员到达。

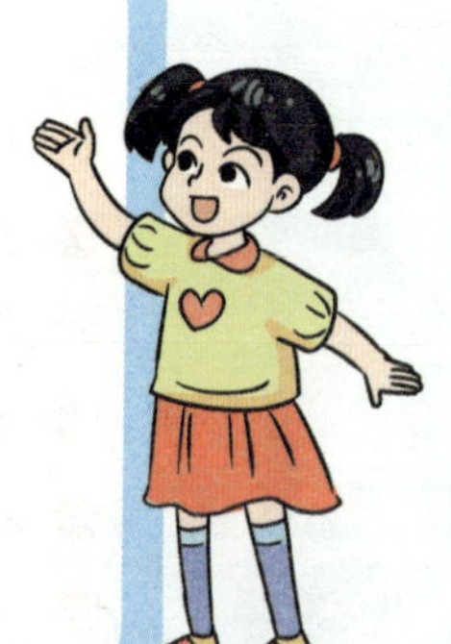
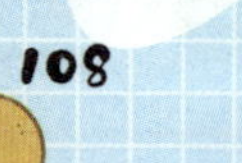
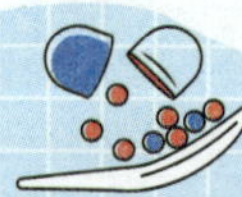
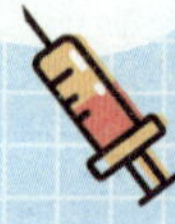

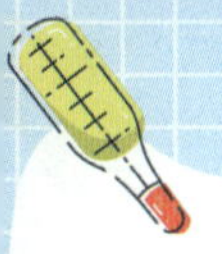

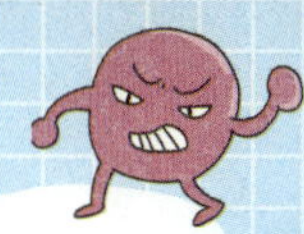

被困在电梯时该做什么？

电梯是生活中常用的工具，但偶尔可能会发生故障，导致乘客被困。如果不幸被困在里面，不要慌张，打电梯里的急救电话或按警铃。如果没有这些设备，可以拍门叫喊，引起外面人的注意。但不要试图强行打开电梯门，这可能会更危险。

电梯下坠了，赶紧下蹲，背贴内墙。
好，我把所有楼层的按钮都按一遍。

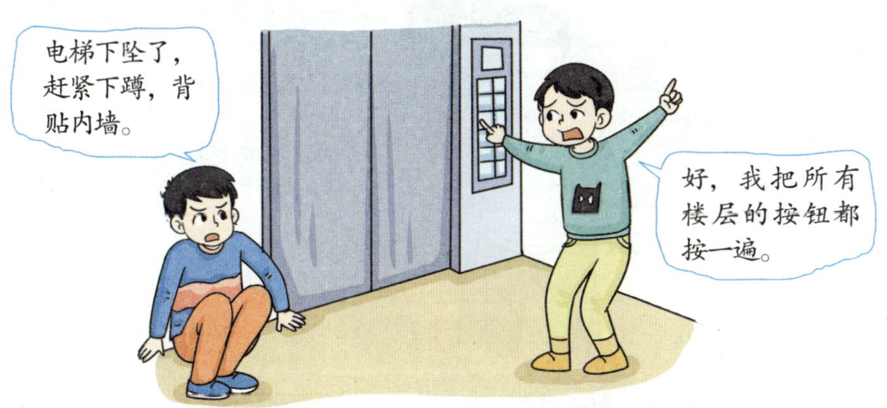

如果电梯突然下坠或冲顶，要迅速把所有楼层的按钮都按一遍。这可能会触发电梯的安全机制，让它停下来。电梯下坠时，尽量让整个背部和头部紧贴电梯的内墙，这样可以保护脊椎。同时弯曲膝盖，可以帮助你缓解下坠时的冲击力。

被困电梯时的应对步骤

- 困在电梯时可以用手机来照明，但记得要节约用电。
- 在向 119 或 110 报警时，要说明具体位置和情况。
- 平时应避免在电梯内打闹、跳跃等危险行为。

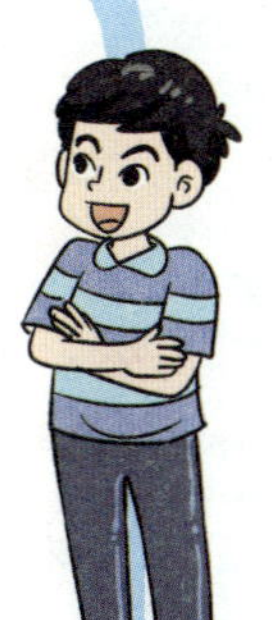

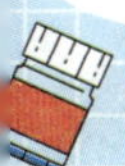

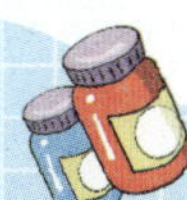

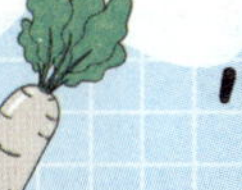

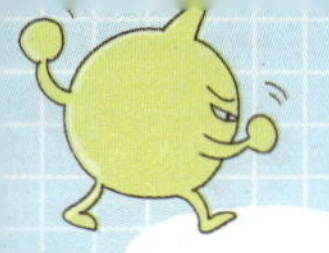
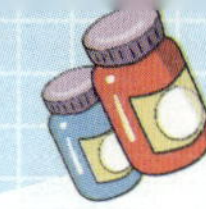

“海姆立克急救法”怎么做？

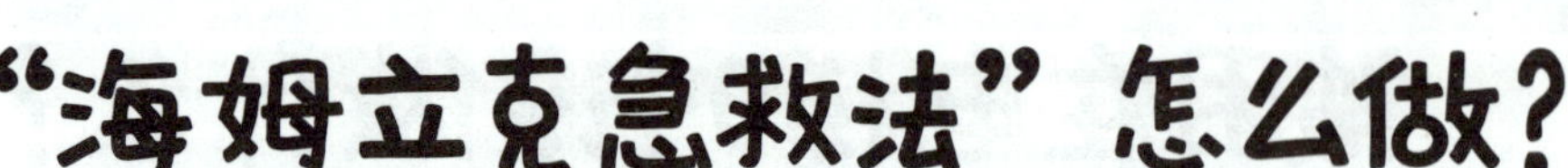

“海姆立克急救法”是由美国的亨利·J. 海姆立克博士发明的，专门用来帮助因异物卡在气管里而窒息的人，比如不小心吞下了硬物，或者溺水后需要清理气道等。

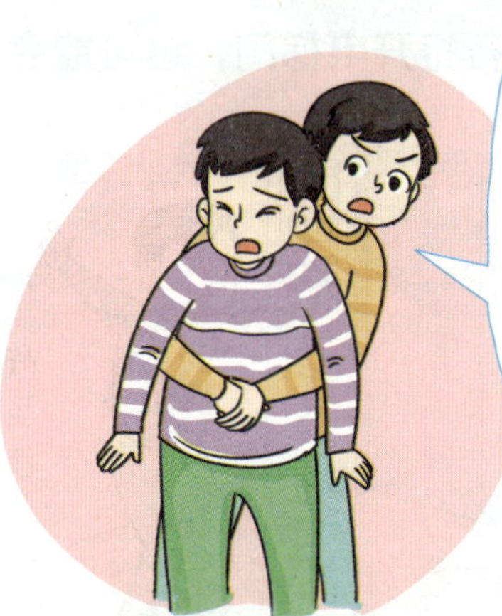

如果噎住的人能站着，你可以用“海姆立克急救法”进行急救。如果人躺在地上，你可以跨坐在他们的大腿上，进行类似的推压动作。如果独自一人发生气道堵塞，可借助身边桌子的边缘、椅子的扶手等，将上腹部压在这些物体边缘，快速、用力地冲击挤压，重复多次，尝试吐出异物。

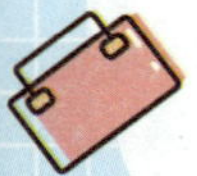

“海姆立克急救法”的注意事项

- 对于婴儿要采取背部拍击和胸部按压的方法，而非腹部冲击。
- 施救肥胖者应把手部位置上移到胸骨下半部分，进行胸部冲击。

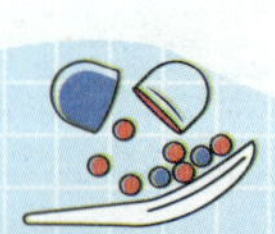
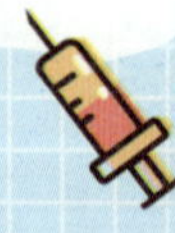

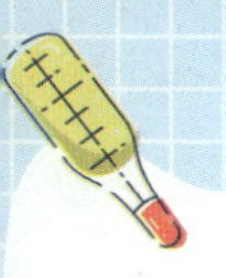
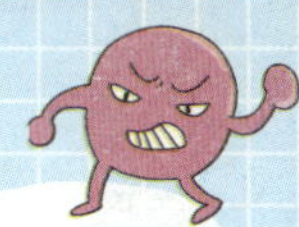

人工呼吸怎么做？

人工呼吸就像是给肺部来个“重启”，用来帮助那些暂时不能自己呼吸的人。当患者因溺水、触电等原因导致呼吸停止时，实施人工呼吸，可以争取宝贵的抢救时间。

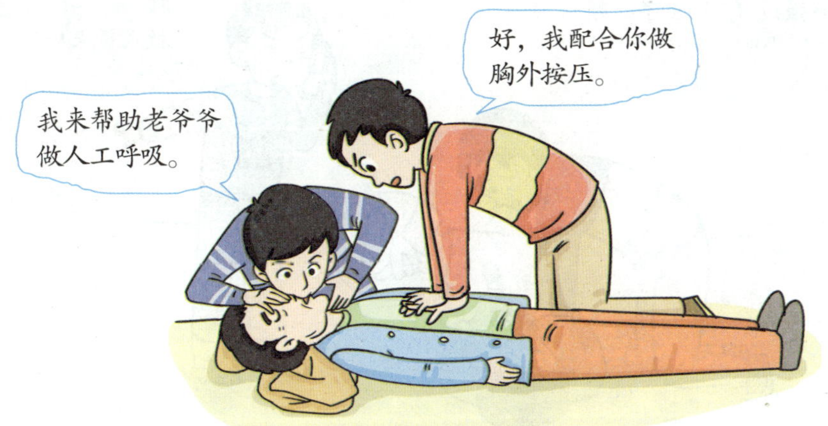

做人工呼吸前，要在确保患者口腔无异物后，将其头部后仰，抬起下巴，保持气道畅通。施救者深吸一口气，然后快速地对着患者的嘴吹进。吹气力量的大小，以一口气吹进去能见到患者的胸部略有隆起为度。每分钟吹 12 ~ 15 次。

人工呼吸的注意事项

- 确保施救者和患者处于安全环境中，避免造成二次伤害。
- 若因危险化学品中毒，不可采取口对口人工呼吸，可采用仰卧压胸式人工呼吸法。
- 持续观察患者面色和呼吸反应。

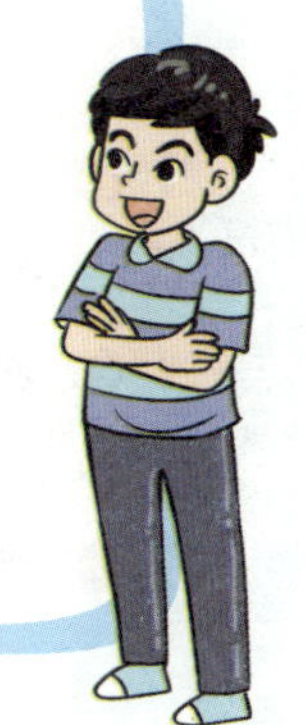

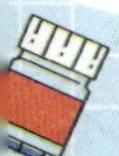
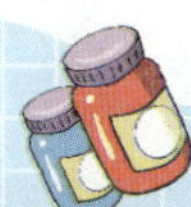
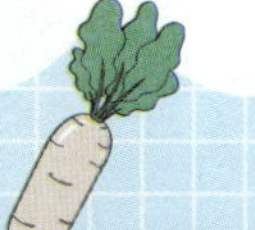

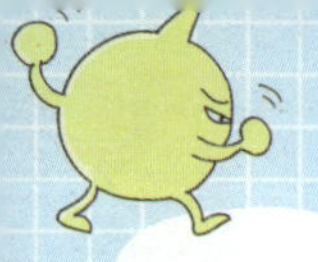

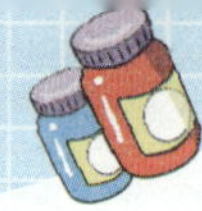

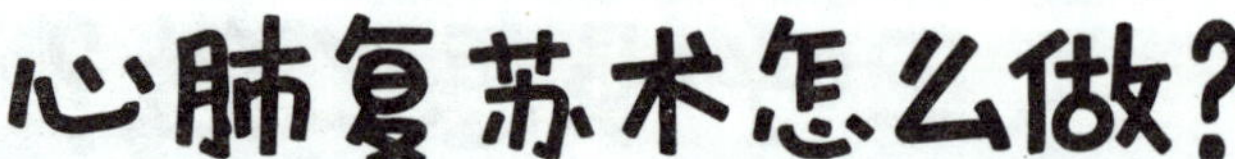

心肺复苏术怎么做？

当心脏停止跳动时，体内器官特别是大脑，会因缺氧在短时间内受到不可恢复的损伤。所以及时、正确地实施心肺复苏术对挽救生命至关重要。

施救者右手放在左手上，手臂伸直，用上半身力量有节奏地向下按压患者胸骨。每次按压要让胸骨下沉大约 3.8 ~ 5.0 厘米，来“挤压”心脏，帮助它把血液泵出去。按压速度要保持在每分钟 80 ~ 100 次，差不多是 1 秒 2 次的节奏。

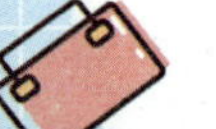

实施心肺复苏术的注意事项

- 在做心肺复苏时，要确保患者平躺在硬板床或地上。头部要和心脏保持在同一水平。
- 把患者的双腿抬高大约 15 度，这样有助于血液从腿部流回心脏。
- 每做 5 次胸外按压，配合 1 次人工呼吸。

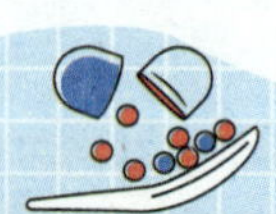

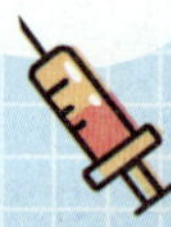

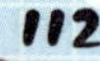